PEQUENOS GOURMETS

Dados Internacionais de Catalogação na Publicação (CIP)
(Câmara Brasileira do Livro, SP, Brasil)

Leite, Bruna
  Pequenos gourmets: + de 120 receitas para se apaixonar por comida / Bruna Leite. — 1. ed. — São Paulo: Editora Melhoramentos, 2021.

  Bibliografia
  ISBN 978-65-5539-233-3

  1. Alimentação infantil 2. Crianças 3. Receitas culinárias I. Título.

20-49408 CDD-641.5

Índices para catálogo sistemático:

1. Receitas culinárias: Economia doméstica 641.5

Aline Graziele Benitez – Bibliotecária – CRB-1/3129

© 2020 Bruna Leite

Projeto gráfico e diagramação: Fernando Campos
Revisão técnica: Viviane Laudelino
Fotografias: Bruna Leite; Nanda Ferreira (capa, páginas 13 e 23)

Direitos de publicação:
© 2020 Editora Melhoramentos Ltda.
Todos os direitos reservados.

1.ª edição, janeiro de 2021
ISBN: 978-65-5539-233-3

Atendimento ao consumidor:
Caixa Postal 729 - CEP 01031-970
São Paulo - SP - Brasil
Tel.: (11) 3874-0880
sac@melhoramentos.com.br
www.editoramelhoramentos.com.br

Impresso no Brasil
Impresso na BMF

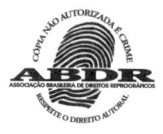

BRUNA LEITE

PEQUENOS GOURMETS

+ DE 120 RECEITAS PARA SE APAIXONAR POR COMIDA

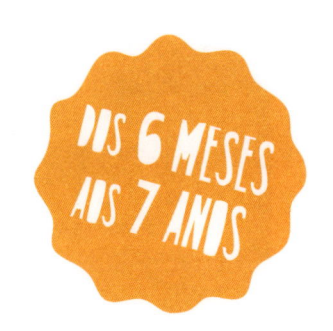

DOS 6 MESES AOS 7 ANOS

MELHORAMENTOS

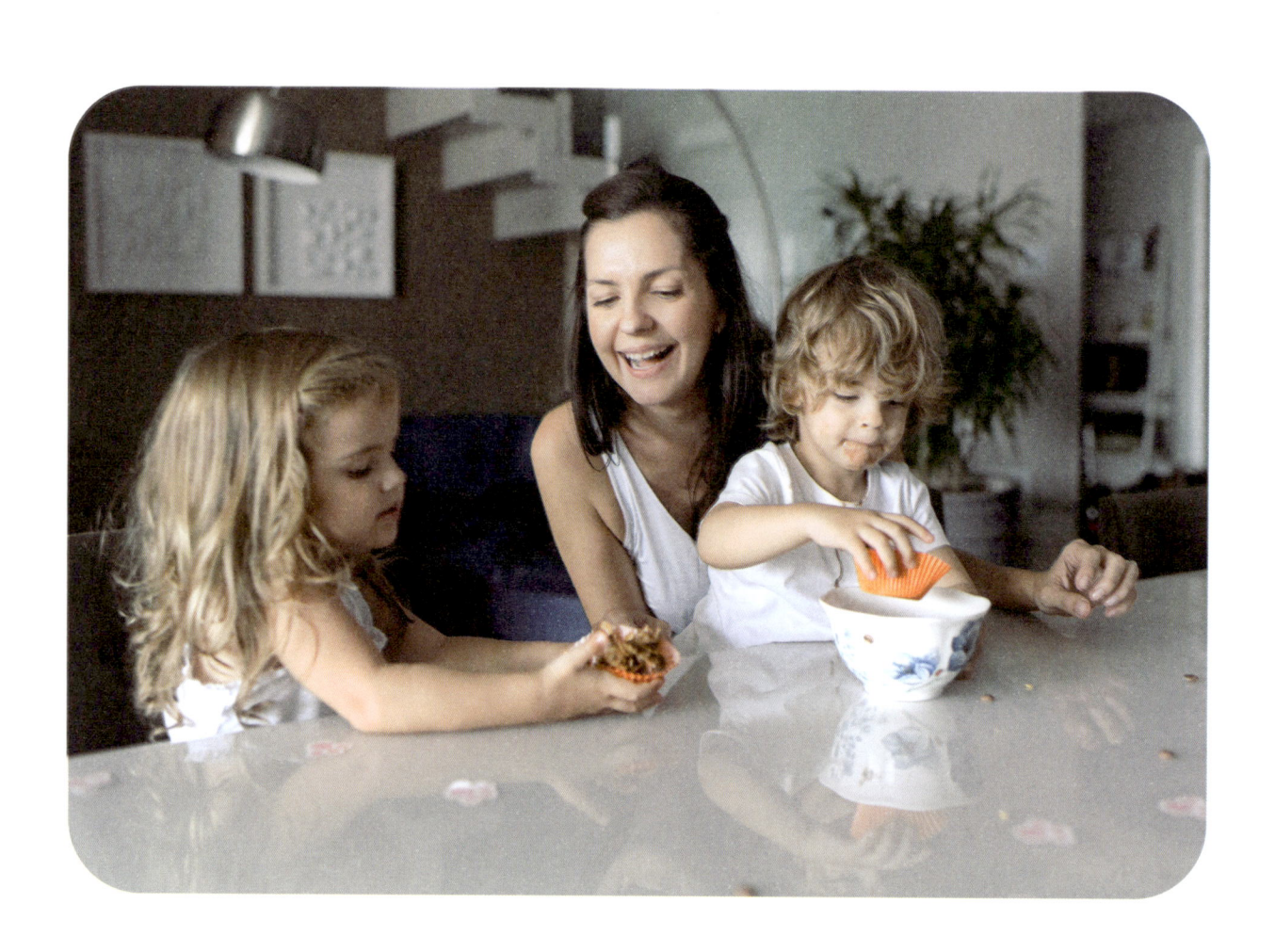

AGRADECIMENTOS

Ao meu marido, que me apoiou incondicionalmente, desde o início
da introdução alimentar dos nossos filhos até o lançamento deste livro.
Aos meus filhos, Alice e Gabriel, que me inspiraram a ser uma cozinheira melhor
desde antes de nascerem e todos os dias desde então.
À minha família e aos meus amigos, que perto ou longe sempre curtiram
cada conquista, cada nova fase, cada superação como se fosse com eles.

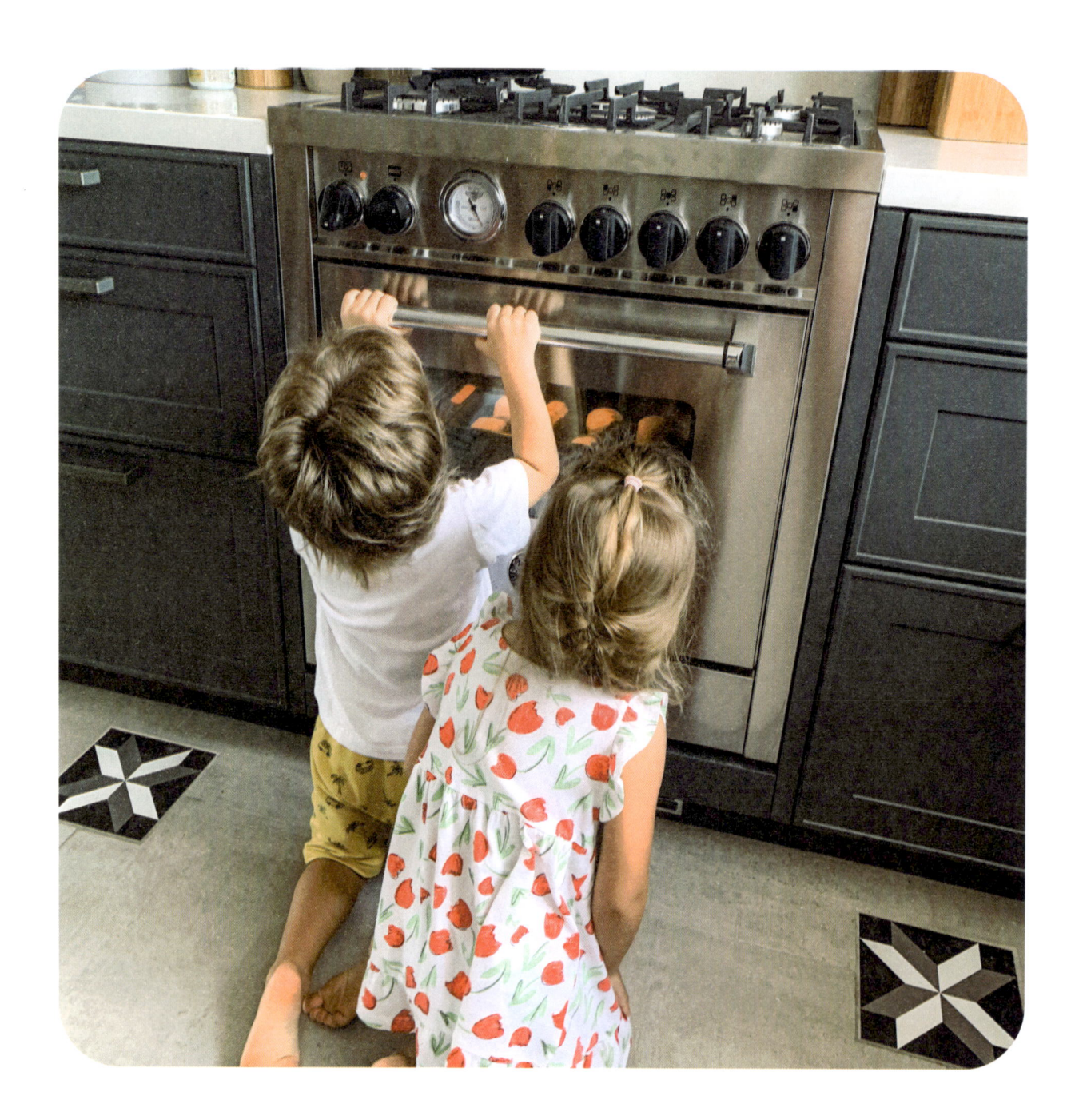

SUMÁRIO

ANTES DE MAIS NADA 13
    Introdução 16
    Para começar, uma voltinha pelo mundo 21
    Orgânico ou não? 24
    Alergias 25

6 A 8 MESES 27
    Introdução 28
    Caldo de músculo simplificado 32
    Caldo de galinha 33
    Caldo de legumes 34
    Purê de mandioquinha 35
    Purê de beterraba 35
    Purê de abóbora 36
    Purê de couve-flor 37
    Purê de batata-doce 37
    Creme de avocado 38
    Purê de ameixa 39
    Purê de maçã ou pera 40
    Espinafre, chuchu, batata e parmesão 41
    Espinafre, maçã, pera e lentilha 42
    Milho e batata 43
    Banana amassada 44
    Maçãs com canela 44
    Brócolis e batata 45
    Frango, cenoura e ervilha 46
    Frango, abóbora e maçã 47
    Frango, cenoura e damasco 48

Frango, batata-doce e maçã	49
Salmão e espinafre	50
Salmão e batata	50
Peixe branco, ervilhas e brócolis	51
Peixe branco, manga e feijão-preto	51
Músculo, agrião e mandioquinha	52
Músculo, espinafre e cenoura	53
Carne moída, batata-doce e brócolis	54
Carne moída, abóbora e couve	55
Carne moída, batata e beterraba	56
Macarrão com abobrinha e espinafre	57
Macarrão com feijão e cenoura	58
Macarrão com frango e beterraba	59
Omelete de tomate e cebola com ervilhas e purê de espinafre, beterraba e maçã	60
Pão de queijo de frigideira	61
Salmão e brócolis no vapor, purê de cenoura e feijão-carioca	62
Salmão e brócolis no vapor, creme de espinafre e macarrãozinho integral	63
Moquequinha de linguado e legumes com leite de coco	64
Purê de batata, creme de feijão e lentilhas com ervilhas cozidas	65
Estrogonofinho de frango enriquecido com espinafre, arroz integral, batatinhas assadas e cenoura no vapor	66
Risoto integral de frango, beterraba, espinafre e maçã	67
Hamburguinho de frango	68
Almôndegas de frango	69
Escondidinho de carne moída e purê de inhame	70
Ragu de carne e legumes com cuscuz marroquino	71
Bife de fígado, brócolis no vapor e purê de legumes	72
Almôndegas de carne	73
Tortilla espanhola versão baby	74
Quibe de abóbora	75
Quibe assado	76
Primeira panqueca do bebê	77

Waffles integrais...78
Muffins de banana com aveia..79

9 A 12 MESES..83

Introdução...84
Pão de queijo com chia..86
Muffins de ovo e espinafre...87
Banana com pasta de amendoim, pera com queijo cottage e muffins de banana com aveia......87
Omelete de espinafre recheado com queijo e waffles com requeijão..........................88
Uva, tangerina, waffles com creme de ricota e banana com pasta de amendoim..............89
Maçã com canela, laranja, morango, melão e panquecas com
creme de ricota/doce de ameixa...90
Torrada com pasta de abacate e limão, amoras e manga..90
Manga, iogurte integral com creme de amendoim e semente
de chia, kiwi dourado e bananas..91
Couve-flor, pepino, pãozinho de chia e muffins de ovo e espinafre............................92
Tomate e salsão com molho ranch, batata-doce assada, purê de maçã
e peixe branco na manteiga...93
Legumes no vapor, macarrão gravatinha e "fingers" de peixe branco..........................94
Brócolis, cenoura baby, batata-doce e sobrecoxa de frango assada............................95
Omelete com brócolis, abóbora assada, torrada com creme de ricota
e queijo branco em cubos..96
Salmão acompanhado de cenouras no vapor, brócolis, muçarela de búfala
e quibe de abóbora..97
Queijo quente enriquecido, tomatinhos e pepino com molho ranch e purê de maçã........98
Carne moída com legumes, milho-verde cozido, torrada com queijo cottage,
tomates e avocado...99
Salmão, abobrinha empanada, arroz, feijão e purê de batata-doce com brócolis.........100
Bife de fígado, brócolis, queijinho e laranja...101
Bife de fígado, shimeji, batata-doce e minimilho..102
Fígado, ravióli, tomate, queijo branco e cenouras...103
Beterrabas, queijo cottage, alface, minifusilli e filezinho de peixe na manteiga........104

Macarrão gravatinha, queijo babybel, batata-doce palito assada e almôndegas de carne........105
Cenouras e brócolis no vapor, alface com molho ranch e parmesão,
pizza caseira de muçarela e abobrinha grelhada 106
Inspiração árabe: pão sírio, minicafta, cuscuz marroquino, homus e berinjela........107

1 A 2 ANOS 111

Introdução 112
Rabanada baby 115
Bolinhos de quinoa com ervilhas e parmesão 116
Muffins de salmão 117
Bolinhos de salmão e abóbora 118
Coxinha da asa com pesto de ervilhas 119
Salmão ao molho pesto 120
Pizza de couve-flor 121
Berinjela empanada da vovó 122
Caçarola de frango com leite de coco 123
Bolo de carne 124
Mac & Cheese fortificado 124
Minicafta de cordeiro 125
Molho à bolonhesa enriquecido 126
Pãozinho de banana-da-terra 127
Gratinado de legumes 128
Arroz com ovo 129
Bolo de banana da vovó 130
Creme de espinafre 131
Penne ao curry com camarões 132
Pasta primavera 133
Bolinhos de arroz assados 134
Risoto de ervilhas e bacon 135
Hamburguinhos suínos 136
Nuggets caseiros e guacamole 137

3 A 7 ANOS 141

- Introdução 142
- Panquecas de quinoa e mel 144
- Bisnaguinha de mandioquinha 145
- Pão de batata-doce 146
- Pão de abóbora 148
- Picolés caseiros 149
- Ninhos de cereal 151
- Pink lemonade 151
- Cookies clássicos 152
- Bolachinhas de Natal 153
- Bolo de banana da chef 154
- Bolo de chocolate do vô Ciel 155
- Bolinhos de chuva da vovó 156
- Torta de liquidificador de bolonhesa enriquecido 157
- Sushi de banana 158
- Tortinhas de pêssego 159
- Muffins de iogurte 160
- Muffins de milho 161
- Muffins de mirtilo 162
- Muffins de beterraba 164
- Pão de banana 165
- Waffles de abóbora 166
- Brigadeiro de abacate de colher 167
- Panquecas americanas 168
- Pizza de bolonhesa enriquecido 169
- Quiche de aspargos e peito de peru 170
- Tábua infantil 171

CONSIDERAÇÕES FINAIS 174
REFERÊNCIAS 175

ANTES DE MAIS NADA

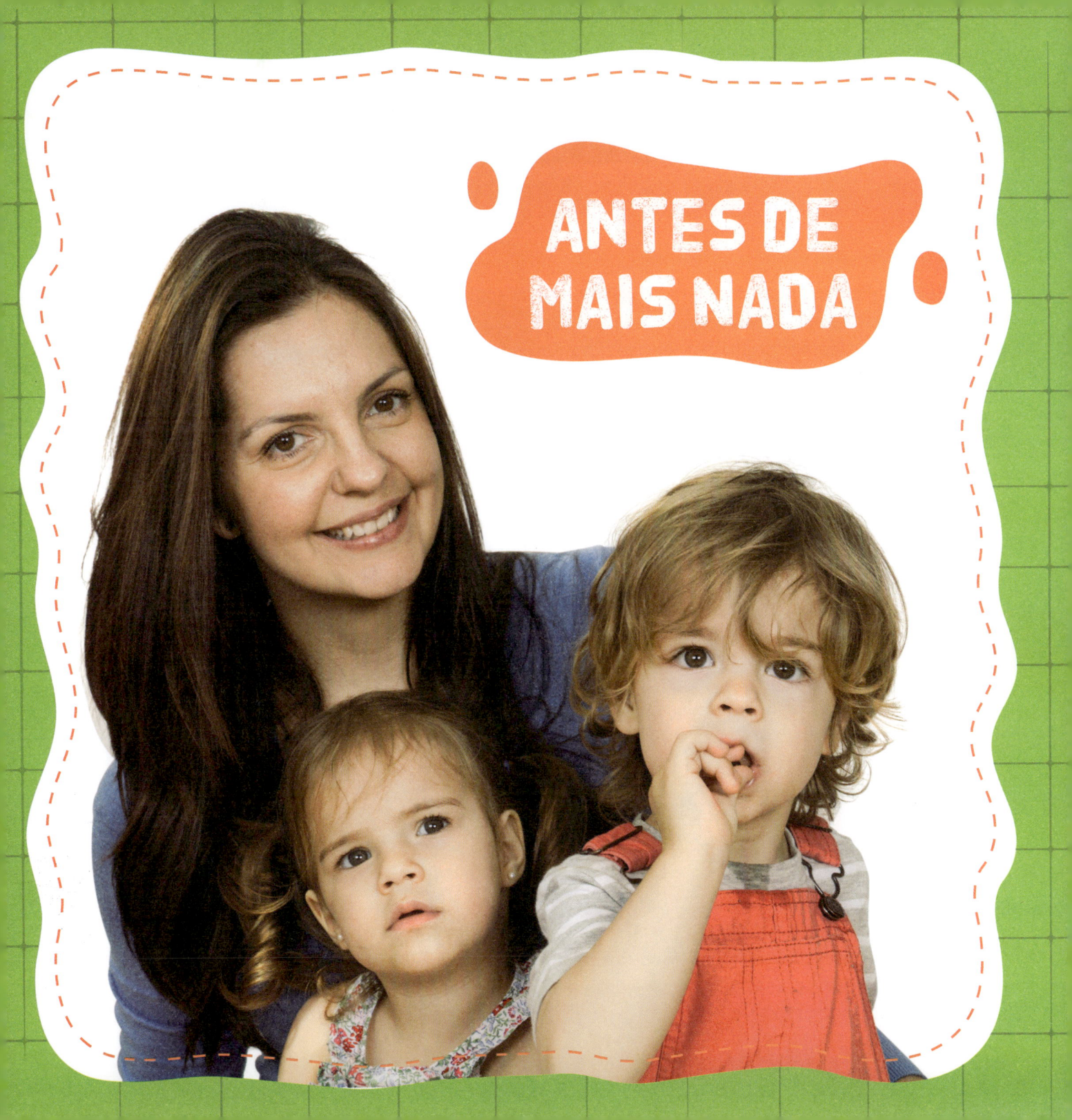

O que é certo hoje na introdução alimentar dos nossos bebês? O que era certo há 40 anos? O que será certo daqui a 40 anos?

Essas perguntas apareceram na minha cabeça logo que engravidei e continuaram comigo até o início da introdução alimentar do meu casal de gêmeos, Alice e Gabriel. A verdade é que caiu a ficha de que eu não sabia nada sobre o assunto. Eu, uma cozinheira profissional, formada pela Le Cordon Bleu de Paris, que trabalhou em diversos restaurantes estrelados até ter meu próprio bufê para eventos. Capaz de cozinhar menus inteiros sem precisar de uma receita sequer. Sim, eu não sabia por onde começar a introdução alimentar dos meus gêmeos de 6 meses.

Em algum momento da história, nosso instinto materno se perdeu. Aquela segurança toda, que vemos nas nossas avós, parece não estar com a gente. Devo começar por papinha doce ou salgada? Batida ou amassada com o garfo? Pedaços grandes ou pequenos? Posso dar essa comida agora ou espero mais alguns meses?

São tantas questões práticas, tantas dúvidas, tantas opiniões, tantas influências, que ficamos até tontas. Que nossos filhos crescerão fortes e saudáveis em longo prazo, não tenho dúvidas. Mas e agora, em curto e médio prazo, o que fazer?

Este livro é sobre inspirar com receitas práticas, reais e deliciosas, com certeza. Mas também é sobre alimentar a autoconfiança de mães, pais, avós, cuidadores e todos que têm a desafiadora tarefa de alimentar uma criança. É sobre libertar as mães de uma realidade muitas vezes opressora, em que estamos só pensando em nutrientes, vitaminas, produtos orgânicos, sem glúten, sem açúcar, sem lactose, veganos, politicamente corretos etc.

Esta obra vai muito além de ser simplesmente um livro que traz boas opções nutricionais para nossos bebês. Ele é sobre o paladar. É sobre ensinar que a mesa é o lugar mais feliz da casa. Que comida é diversão, novidade, socialização. Que comer é prazeroso, e não estressante. Sobre criar bons hábitos, desde bebês. Jamais rotinas rígidas e excessos.

Pode parecer que tem muita coisa para aprender, eu sei, mas é mais fácil do que parece. Jamais se sinta pressionada com isso. Confie nos seus instintos. Não há processo perfeito. Cada bebê é diferente, e eu duvido muito que você vá causar qualquer mal a seu bebê se seguir sua intuição.

Eu, por exemplo, sempre desejei que meus filhos crescessem gostando de saborear alimentos novos, comessem legumes, verduras e frutas com prazer e que, quando mais velhos, pudessem optar sempre por uma dieta equilibrada e soubessem apreciar a comida de forma leve e prazerosa.

ANTES DE MAIS NADA

E você? O que deseja para os seus? Antes de começar a ler este livro, pense nisso e tenha bem claro na sua cabeça o que você quer para seus filhos. Fica muito mais fácil seguir confiante, mesmo com tantas influências ao nosso redor, a partir disso!

Um beijo com carinho,

BRUNA LEITE
Personal chef, mãe de gêmeos, apaixonada por comida

INTRODUÇÃO

Quando nossos pequenos começam a engatinhar, nós estamos lá na frente, abaixados, chamando, torcendo e vibrando com cada centímetro. Quando começam a andar, são as nossas mãos que eles procuram como guia e segurança. Quando chega a hora de aprender a ir ao banheiro sozinhos, novamente estamos lá com eles. O primeiro livro na escola? Sim, estamos lá. Todas essas conquistas levam tempo, paciência, persistência. Caem, levantam, vaza o xixi, erram a palavra. Tentam de novo, de novo, de novo, até conseguirem!

E por que seria diferente com a alimentação? Como não dar a mesma importância e reservar o mesmo cuidado e atenção? A introdução alimentar, que dura mais ou menos dos 6 meses de vida até os 12 meses – que é o período de aprendizado do bebê e quando o principal alimento é o leite –, é uma fase de descobertas, e cabe a nós mostrar, ensinar e educar. Uma educação alimentar positiva e otimista depende de calma, paciência e carinho da nossa parte. E só conseguimos essa serenidade toda se soubermos para onde estamos caminhando, qual direção seguir e a que passo ir.

Minha formação gastronômica francesa influenciou muitas vezes o tipo de introdução alimentar que apresentei a meus filhos; assim, trago no livro receitas com ingredientes bastante comuns na cozinha francesa, como manteiga, creme de leite e queijos. Antes de mais nada, eu não sou nutricionista, portanto, não falarei de calorias nem de dietas. Tampouco sou pediatra; minhas dicas e recomendações vêm exclusivamente da minha experiência como cozinheira profissional e como mãe.

Meu objetivo desde o começo foi responder a uma questão apenas: como passar para meus filhos a mesma paixão por comida que eu tenho? Como o próprio título diz, o objetivo deste livro é oferecer um caminho para os bebês crescerem apaixonados por comida. Comendo com prazer cada refeição.

Para chegar à resposta, precisamos primeiro entender um pouquinho como funciona o processo de desenvolvimento do paladar do bebê. O paladar não é somente o sabor sentido diretamente na boca. Ele também é visão, que nos fala sobre o aspecto geral do alimento, sua forma, sua cor. É olfato, que nos conta sobre o aroma do alimento. Também é audição, com os sutis barulhos que fazemos ao mastigar, e toque, com a textura do alimento sendo sentida nas mãos e na boca. Comer é o ato mais estimulante para os sentidos do bebê – e do adulto também! É uma experiência sensorial completa!

Mas esses mesmos sentidos que nos ajudam a apreciar os alimentos também podem fazer o contrário. A começar pela visão. Antes mesmo de provar, o bebê já está de olho, julgando se aquele alimento é bom para ele ou não. Ele repara na forma, na cor, se a mamãe, na sua frente, está comendo ou não (um fator decisivo para motivá-lo a provar também). A visão é muito importante na construção do julgamento do bebê, seja no paladar, seja em outros aspectos da sua vida, como brinquedos, passeios, interações com outras crianças e adultos. Ela está sempre avaliando tudo com seu olhar.

Na prática, isso significa que a comida precisa ser atraente, agradável aos olhos, com uma cor bonita. Também ajuda muito se tiver alguém comendo com o bebê. Aqui, por serem gêmeos, sempre tivemos essa "vantagem", mesmo quando estavam na fase das papinhas. Eram sempre duas crianças comendo a mesma comida – e até hoje eles ainda se olham muito durante a refeição para ver o que o outro está comendo!

Se você tem outro filho, mesmo que em uma fase diferente, programe as refeições para o mesmo horário do bebê. Ou coma algumas colheradas antes de dar para ele, e também no meio da refeição, se ele não tiver companhia. Esse estímulo vai dar aquele empurrãozinho que faltava para ele comer.

Outro aspecto importante no paladar do bebê é o fator genético. Vários estudos já comprovaram o que toda mãe já suspeita fortemente: os bebês nascem com uma predisposição a gostar do sabor doce. O leite materno, docinho como é, só ajuda a reforçar ao bebê que alimentos bons e seguros são adocicados. Assim como, por sua vez, sabores amargos sugerem alimentos tóxicos ou com possível chance de envenenamento. Ele não sabe de nada disso conscientemente, contudo a carga genética está lá. Mas calma! A genética influencia, sim, mas não determina. Ainda temos todo um aprendizado social e cultural para nos auxiliar a ajustar, moldar e expandir o paladar do bebê!

Alguns estudos na França, feitos nas creches, tiveram conclusões interessantes, mas em nada chocantes: crianças gostam de sabores simples e de uma gordurinha (como manteiga ou creme de leite), que deixa toda comida mais "aconchegante". Um exemplo desses estudos é o teste da couve-flor. Por várias semanas ela foi apresentada às crianças crua, cozida no vapor, em molho branco e gratinada com queijo parmesão. Alguma dúvida da forma preferida? Mais de 90% das crianças comeram muito bem a couve-flor gratinada, contra menos de 30% que preferiram a couve-flor crua. Concluíram na época que a rejeição não está no alimento, pois o sabor da couve-flor está presente em todos os preparos, mas, sim, na forma como ele é preparado.

Como adaptar isso na nossa vida? Eu sei que em todos os lugares você lê sobre a importância de oferecer os alimentos inteiros a seu bebê, assim ele aprenderá a reconhecer visualmente cada um. Eu concordo 100%. Mas também acredito em oferecer a maior variedade possível de vegetais aos bebês, nessa fase tão importante do crescimento deles. Isso significa deixar alguns vegetais, que são naturalmente menos saborosos, mais atraentes ao paladar dos pequenos.

Não precisa ser feito com todos os vegetais, mas com aqueles que você logo identifica que não agradam muito seu bebê, por isso não vejo por que não tentar oferecê-los por meio de outro preparo também adequado à idade do bebê. Ele terá muito tempo na vida para aprender (ou não) a gostar de espinafre cru na salada. Mas, enquanto pequeno, se o creme de espinafre é a maneira que ele come melhor, então que ele tenha o bendito creme toda semana em pelo menos uma refeição!

A familiaridade com o alimento é outro fator que influencia diretamente o paladar. É consenso, mais ou menos desde os anos 1970, que, quanto mais o alimento é conhecido, mais é apreciado pelo paladar da criança. Ter contato muitas vezes com um alimento, provando-o ou não, faz o bebê passar de um alimento desconhecido para um conhecido, que, por consequência, começa a ser aceito. Esse é o princípio que faz as crianças mexicanas, por exemplo, se adaptarem à pimenta logo no início da introdução alimentar. Ela é vista diariamente na mesa, os pais a consomem, a família toda ao redor está feliz comendo, então aos poucos o bebê começa a provar e se acostumar, mesmo tendo um sabor forte.

Aqui em casa isso sempre foi aplicado instintivamente. Por exemplo, com os alimentos ricos em proteínas. Pelo menos um dia da semana comemos fígado de boi, um dia da semana carne vermelha, outro dia frango e deixamos dois dias reservados para os peixes. Com os vegetais, a mesma coisa. Toda semana tem pelo menos uma vez alguns dos clássicos (couve-flor, brócolis, berinjela, abobrinha, mandioquinha, milho, cenoura, ervilha etc.). Cuidando para não repetir o mesmo alimento dois dias seguidos. Fins de semana são livres, de acordo com a programação da família.

O desenvolvimento do paladar do bebê também depende do ambiente familiar. Pais, irmãos, familiares ou amigos próximos comendo à mesa, em um ambiente feliz e acolhedor, sem estresse ou pressões para comer, fazem o bebê relaxar e se sentir bem com todo esse processo novo que é se alimentar de sólidos. E ele relaxa a tal ponto que se sente bem para experimentar e realmente gostar de tudo. Lembra que comer é a experiência mais sensorial para o bebê? Que todos os sentidos estão ligados nessa hora? Tenha isso em mente em todas as refeições!

E, por fim, mas não menos importante, o gosto pessoal! Como vimos antes, o bebê tem uma preferência natural por pratos adocicados. O que torna a tarefa de moderar a utilização do sal na comida durante o primeiro ano de vida mais fácil. Afinal, ele prefere alimentos não salgados. Ele também gosta de um pouquinho de gordura, cabendo ao adulto selecionar a opção mais saudável. Então, em vez de oferecer o espinafre simples, por que não adicionar um pouquinho de creme de leite e parmesão ralado nele? Além de nutrir o bebê com fibras e vitaminas, vai ajudar na familiarização com o sabor do legume e ainda propiciará uma refeição feliz à mesa.

Mesmo porque toda criança demonstra desde muito cedo suas preferências pessoais. Só precisamos parar e reparar! Aqui em casa, Alice, logo com uns 8 meses, já demonstrava gostar muito de queijos, mas muito mesmo. Isso continua até hoje. Gabriel, pelo contrário, começa a refeição por outros alimentos, deixando o queijo para o final, quase sempre sobrando no prato. Eu vou continuar oferecendo? Claro! Mas em menor quantidade. Em um risoto ou uma sopa, por exemplo, eu dou a opção para que eles coloquem queijo ralado por cima. Mais para a Alice, menos para o Gabriel. Todos felizes e satisfeitos com suas preferências pessoais atendidas.

E é levando em conta todos esses aspectos do paladar que eu proponho, de forma prática neste livro, a divisão em quatro grandes fases: 6 a 8 meses; 9 a 12 meses; 1 a 2 anos; e 3 a 7 anos. Aos 6 meses, queremos que ele comece a entender que existe mais na vida do que leite. E que esse "mais" é gostoso, é bom. Os purês são simples, suaves e saborosos. Aos 6 meses, o bebê recebe três refeições por dia, podendo variar os alimentos apresentados.

Aos 7 meses, passamos para quatro refeições por dia. Os purês já ficaram mais complexos, com uma dose extra de sabor, mas sempre tendo um ingrediente prevalecendo. Não queremos que vire uma maçaroca sem sabor, não é? Alguns bebês já demonstram aqui uma boa coordenação motora e interesse em segurar os alimentos, dois excelentes sinais para introduzir o alimento inteiro para eles comerem com as mãos, enquanto você oferece o purê.

Entre 9 e 12 meses, as coisas mudam bastante. Eles já estão começando a demonstrar certa personalidade. A maioria já engatinha (por aqui começaram em torno de 7 meses), e alguns já andam (Gabriel deu os primeiros passinhos com 9 meses e Alice com 11 meses). Isso muda bastante a rotina com os bebês e muda também a necessidade energética deles. Agora, pratos mais complexos, como uma boa macarronada à bolonhesa (fortificada com legumes extras, claro), começam a fazer sucesso.

Ovos, glúten e frutas vermelhas são incentivados nessa idade, sim! Segundo a orientação da Sociedade Brasileira de Pediatria (e diversos outros órgãos internacionais), quanto antes for a introdução de alimentos alergênicos, maior a aquisição de tolerância e menor o risco de desenvolvimento de alergenicidade. No entanto, alguns alimentos devem ficar longe da mesa do seu bebê até ele completar 1 ano: mel, peixes com alto teor de mercúrio (como o atum), alimentos que podem fazer engasgar (como pipoca) e açúcar.

    A variedade é muito importante nessa fase. Variedade gera curiosidade. Lembrem-se de que crianças pequenas são atraídas por novidades, tal qual com brinquedos novos. Então, um prato diferente todo dia estimula, e muito, a curiosidade das crianças. Sugiro não comer o mesmo prato mais de uma vez por semana. Pode parecer complexo, mas é possível. Confie!

    Minha fórmula não tão secreta é: alimentos disponíveis *mais* habilidades culinárias *mais* programação semanal. Explico: vou ao hortifrúti no início da semana, compro os produtos orgânicos (ou não, falarei disso mais para a frente) disponíveis, escolho algumas receitas dentro daquilo que sei preparar com confiança, e programo a semana. Para quem não tem tanta prática na cozinha, também é válido o processo inverso: escolher algumas receitas e depois ir às compras. A máxima que diz "cozinhar é um ato de amor que renova nossa energia e vigor" se aplica aqui. São seis meses apenas de uma dedicação maior. Mas eu acredito piamente que todo o esforço que essa curta fase possa exigir será compensado mais à frente, a partir dos 12 meses, quando seu bebê estará completamente apaixonado por comida!

PARA COMEÇAR, UMA VOLTINHA PELO MUNDO...

Muitas vezes, a maternidade nos fecha ao invés de nos abrir. Criamos o hábito de olhar apenas ao nosso redor, ouvir quem está próximo e acreditar nas histórias que nos contam sem questionar. Afinal, com um (ou dois, no meu caso) bebê em casa, não temos muito tempo para explorar o mundo, certo?

Pensando nisso, fui pesquisar um pouco sobre a introdução alimentar de bebês em outros países. Por aqui, temos muito claro que o ideal é aos 6 meses, com comidas amassadas. Mas do nosso lado, na Argentina, as famílias costumam iniciar a introdução alimentar aos 5 meses, e existe a tradição de dar um bife (*parrilla*) ao bebê assim que o primeiro dente nasce!

No Chile, aos 4 meses, as famílias já começam a introdução alimentar, porém acreditam que um bebê não pode ter rotina. Então ele come em livre demanda, como na amamentação!

Na Bolívia, outro país próximo da gente, os bebês também começam a comer aos 5 meses, mas compotas de fruta e mel. Sim, mel! Em vários países ele entra bem no comecinho da introdução alimentar, como na Grécia, onde é costume antigo dar aos bebês de 6 meses um mingau de aveia com mel de manhã e uma mamadeira de chá de camomila com mel à noite.

No Paquistão, o mel é servido logo de manhã no chá-preto para os bebês! Também em Portugal, a partir dos 4 meses, uma mistura de farinha de trigo e mel é acrescentada ao leite para formar um mingau.

Nossos amigos americanos adoram começar com papinhas exóticas aos 6 meses: espinafre e morangos são uma combinação bem comum. O BLW (*Baby-Led Weaning*, sobre o qual vou falar mais para a frente) é normalmente iniciado aos 8 meses por lá, quando o bebê já tem boa coordenação motora, com pedaços de queijo gouda ou cheddar. Na Turquia, existe uma prática parecida: queijo aos 6 meses, e começam a comer sozinhos aos 8 meses. Quem adivinharia tal semelhança, né?

Na Europa, como já vimos também em Portugal e na Grécia, não há unanimidade. Na Alemanha, a introdução é aos 7 meses, com um ingrediente por semana. Quando o bebê está bem habituado à comida, ele não recebe mais leite materno. Não existe fórmula infantil "de seguimento"; os bebês logo passam a tomar leite de vaca, mesmo antes de completar 1 ano.

Na Espanha, basta que o bebê consiga mastigar (com ou sem dentes). Aí o primeiro prato que ele recebe se chama *puchero*, um cozido de carne bovina, de porco, de cordeiro e de frango, com bacon e legumes. É o grande prato da infância para os espanhóis. Já na Itália, a introdução começa aos 8 meses, mas inclui queijos e massas desde o início. Na Finlândia, começa aos 4 meses, com frutas e legumes da estação. Na Islândia, aos 6 meses, com o *hafragrautur*, um mingau de aveia, leite e frutas.

Na Índia, os bebês começam a comer com 6 meses um prato de arroz com leite. Também comem o *dahl*, uma sopa de lentilhas com *ghee*, cúrcuma e cominho. Já aos 10 meses comem sozinhos as *parathas*, um pão típico indiano recheado de *ghee* e *paneer*, um tipo de queijo tradicional na Índia. Muito parecido com nosso queijo quente, não é? Na Argélia, é uma prática oferecer ao bebê, à noite, uma colher de cominho em pó misturada em água ou leite para melhorar a digestão. Curiosamente, eles não sabem o que é cólica em bebês nesses dois países. Será o cominho?

O Irã também começa a introdução aos 6 meses, mas com um prato chamado *harireh badam*, basicamente um mingau de amêndoas bem ralo para tomar na mamadeira. Aí, depois disso, muito rapidamente apresentam todos os alimentos ao bebê, para, com 8 meses, ele já comer exatamente o que o resto da família come! Na Armênia, a primeira refeição sólida do bebê é uma gema de ovo dura, com manteiga derretida por cima, aos 4 meses de idade. Ainda aos 4 meses é introduzido o iogurte nacional, chamado *narine*, para ajudar na digestão. Lá no Japão, bebês comem aos 5 meses o *dashi*, um caldo de *kombu* (uma alga rica em cálcio, magnésio, potássio e sódio), e o *katsuobushi* (flocos secos de peixe bonito).

No Mali, a primeira refeição é uma sopa de peixe aos 4 meses. No Quênia e na Mongólia, não existe um prato específico para os bebês; as mães simplesmente pré-mastigam todas as suas comidas e oferecem aos bebês com 6 meses. No México, com 1 ano, os bebês comem o primeiro prato apimentado!

O recorde é em Montenegro, onde os bebês comem os primeiros purês de legumes aos 3 meses. O oposto, mais tarde, é na Austrália, onde é comum esperar até os 9 meses. Aí oferecem ao bebê um tipo de mingau de leite materno e pó de arroz.

E o que a gente aprende com isso tudo? Que tão logo o bebê esteja apto, já podemos passar para a comida normal da mesa. Essas comidas podem ser as mais variadas possíveis, uma vez que bebês são resilientes e adaptáveis. Sendo comida de boa qualidade e saborosa, ele vai comer. Fora isso, não há regras!

E como os bebês logo passam a comer a comida da família, e a comem tão bem nas mais variadas culturas? Porque ela é gostosa! É bem temperada, é agradável ao paladar. Um bebê de 9 meses, por exemplo, não vai comer algo só porque o resto da família está comendo na mesa com ele, pois ainda não entende o conceito de "obrigação social". Mas ele vai, sim, comer uma comida deliciosa, mesmo que ninguém mais esteja comendo ao lado dele, simplesmente porque lhe agrada o paladar. E é por aí que tantas famílias ao redor do mundo ensinam seus filhos a amar comida, independentemente dos ingredientes utilizados, das técnicas, dos horários das refeições... É com comida gostosa de verdade! Comida que é boa não só para o bebê, mas para a família toda!

Então, na próxima vez que você tiver dúvidas, incertezas, alguma hesitação, lembre-se das outras famílias ao redor do mundo. Lembre-se de que praticamente tudo é permitido. Que, sendo saborosa para você, a comida será saborosa para seu filho também!

Que todas essas regras de hoje em dia nos distanciam não só do nosso instinto materno, mas também da boa comida para nossos filhos. Se até pimenta dão para uma criança de 1 ano no México, o que você pode fazer de tão errado assim oferecendo um iogurte aos 6 meses, um queijinho aos 8 meses ou uma boa sardinha aos 10 meses?

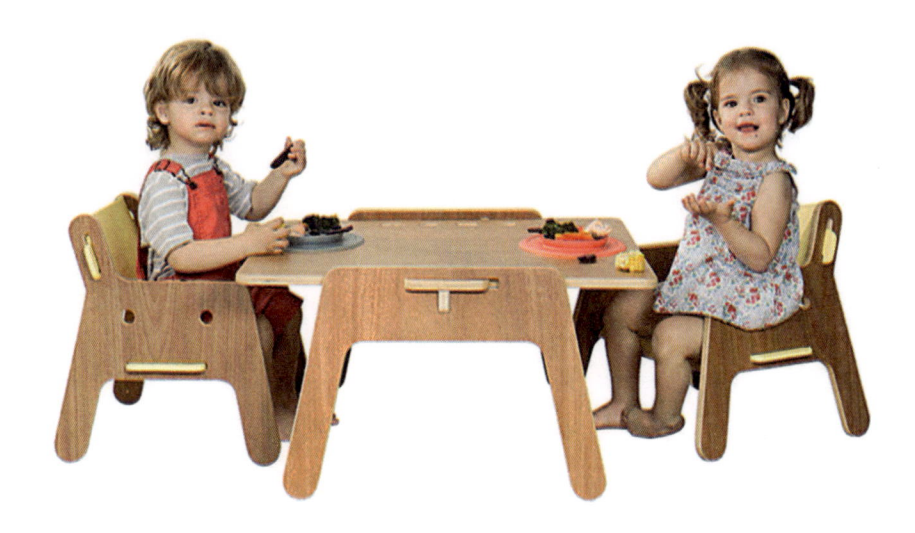

ORGÂNICO OU NÃO?

Agora que entendemos que o bebê pode comer praticamente de tudo nessa vida, vem a segunda dúvida mais comum entre nós, mães (pais, avós e cuidadores): quais alimentos orgânicos comprar e quais não? Porque, honestamente, comprar tudo orgânico é bem caro e inviável! Para facilitar a nossa vida, todos os anos a ONG Environmental Protection Agency analisa os dados do Departamento de Agricultura americano e libera uma lista chamada *Dirty Dozen* (doze sujos)[1], que traz os alimentos com mais resíduos de pesticidas no mercado. Eu uso essas informações para me guiar na hora das compras. Estes alimentos, eu sempre compro orgânicos:

1. MORANGO
2. ESPINAFRE
3. COUVE
4. NECTARINA
5. MAÇÃ
6. UVA
7. PÊSSEGO
8. CEREJA
9. PERA
10. TOMATE
11. SALSÃO
12. BATATA

Por sua vez, eles também compilam a lista *Clean Fifteen* (quinze limpos), que traz os alimentos com a menor chance de conter qualquer resíduo de pesticida. Estes, eu só compro orgânicos se estiverem com preço bom, do contrário compro os tradicionais mesmo:

1. AVOCADO
2. MILHO
3. ABACAXI
4. CEBOLA
5. MAMÃO
6. ERVILHAS (congeladas)
7. BERINJELA
8. ASPARGO
9. COUVE-FLOR
10. MELÃO-CANTALUPO
11. BRÓCOLIS
12. COGUMELOS
13. REPOLHO
14. MELÃO VERDE
15. KIWI

BANANAS NÃO ESTÃO EM NENHUMA DAS LISTAS, MAS EU SEMPRE COMPRO ORGÂNICAS QUANDO ACHO!

---

1. É muito importante também que você busque informações coerentes com a sua localidade, pois o que é rico em agrotóxicos em outras regiões, pode não ser na sua e vice-versa. No Brasil, por exemplo, a última lista divulgada pela Anvisa, a Agência Nacional de Vigilância Sanitária, saiu em 2018 e incluía os seguintes alimentos: 1. Pimentão; 2. Morango; 3. Pepino; 4. Alface; 5. Cenoura; 6. Abacaxi; 7. Beterraba; 8. Couve; 9. Mamão; 10. Tomate; 11. Laranja; 12. Maçã; 13. Arroz; 14. Feijão; 15. Repolho.

ALERGIAS

A maioria das crianças nunca desenvolverá nenhuma alergia alimentar. Mas, se o bebê tem algum irmão ou pai com alergia a certos alimentos, avise o pediatra para decidir a melhor hora de tentar a introdução desses alimentos. No geral, os alimentos com maior índice alergênico são:

1. TRIGO
2. SOJA
3. LEITE
4. OVOS
5. PEIXES
6. FRUTOS DO MAR
7. CASTANHAS
8. AMENDOIM

Sinais de alergia ou intolerância incluem alterações na pele, vômito, diarreia ou sangue nas fezes. Se você acha que o bebê é alérgico, suspenda o alimento, fale com o pediatra e espere os sintomas melhorarem.

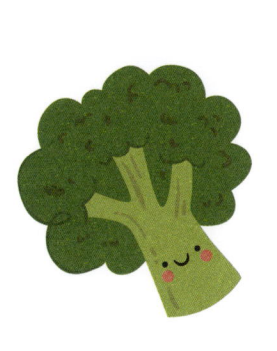

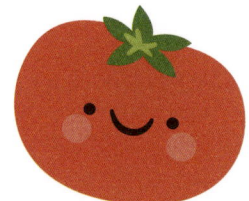

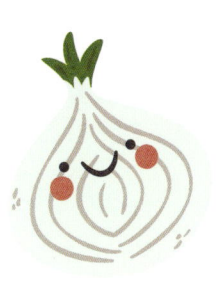

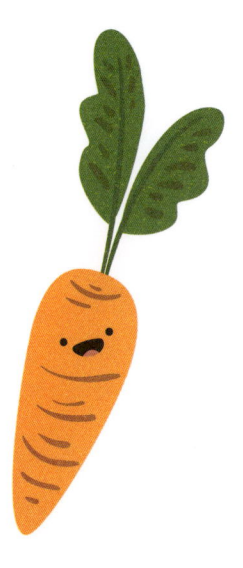

6 A 8 MESES

INTRODUÇÃO

Os profissionais da saúde indicam que a introdução alimentar seja iniciada aos 6 meses, mas aqui em casa, com meus gêmeos, iniciamos aos 5 meses. É importante que o bebê dê alguns sinais de que esteja pronto. Por exemplo, se ele já senta sozinho, vira a cabeça em direção à comida ou fica com aquele olhar curioso quando você está comendo na frente dele, tudo isso pode indicar alguns dos sinais de prontidão. Tudo certo com o bebê para o início? Então vamos descobrir o que oferecer.

Aqui no Brasil, por muitos anos se começou a introdução alimentar com frutas. Eu mesma comecei com papinha de banana (minha fruta favorita). Em países como França e Estados Unidos, a introdução é feita com legumes e frutas. E estamos falando de um país conhecido mundialmente pela sua gastronomia e outro pelas redes de *fast-food*. Ou seja, os hábitos alimentares bons ou ruins parecem ser criados ao longo da vida, e não nas primeiras papinhas.

Lembrando que queremos desenvolver o paladar do bebê e seu gosto genuíno pelos alimentos, então as primeiras experiências precisam ser de algo gostoso na boca.

Aliás, você já experimentou leite materno? Eu já. Peguei uma colherzinha do meu antes de congelar um dia. Ele era doce e amanteigado, uma mistura perfeita de sabor. E a fórmula infantil? Também provei. Parece *milk-shake*! Uma delícia! Para não errar logo no começo, no primeiro mês da introdução alimentar dos meus gêmeos, ofereci banana amassada, purê cozido de maçã, purê cozido de pera, avocado bem doce processado, purê de ameixa cozida, purês de batata-doce, de abóbora, de couve-flor, de beterraba, de mandioquinha. Essas primeiras papinhas são uma iniciação aos sabores e ao prazer de comer, não são ainda uma contribuição nutricional completa. Ele precisa ficar feliz com a experiência nova! O leite continua alimentando o bebê e garantindo os nutrientes, lembre-se sempre disso! Aos 7 meses, leite ainda é a principal fonte de alimento, seja ele materno ou artificial. Mas queremos que esse balanço mude até ele completar 12 meses. Quando chegar lá, os alimentos sólidos serão a principal fonte de energia. Ele estará amando os alimentos, comendo quatro deliciosas refeições ao dia, adorando as novidades que você apresentar. Mas e o meio do caminho? Entre 6 e 12 meses? Como ele vai chegar lá? Quão importantes são os sólidos? Muito!

A Sociedade Brasileira de Pediatria diz que a partir dos 6 meses "só uma alimentação variada oferece à criança quantidade de vitaminas, cálcio, ferro e outros nutrientes que ela necessita, além de contribuir para evitar anorexia crônica e baixa ingestão de energia. Se a criança recusar determinado alimento, deve-se oferecer novamente em outras refeições. Lembrar que são necessárias em média, oito a dez exposições a um novo alimento para que ele seja aceito pela criança"[1].

Um dos principais pontos de atenção aqui é a ingestão de ferro e zinco. Novamente, a Sociedade Brasileira de Pediatria é bem clara: "Com o crescimento acelerado do primeiro ano de vida, os requerimentos de ferro e zinco aumentam muito além do que o leite materno costuma oferecer. Cerca de 50 a 70% do zinco, assim como 70 a 80% do ferro, deverão vir de fontes complementares por meio da alimentação"[2].

A anemia por deficiência de ferro, sobretudo o proveniente da dieta, é considerada a doença mais prevalente no mundo, chamada de anemia ferropriva, e atinge crianças e mulheres. Pois é. O assunto é sério. A partir dos 6 meses, os bebês têm uma necessidade imensa de ferro e zinco, que não são fornecidos pelo leite materno ou fórmula. O bebê precisa receber uma alimentação saudável e nutritiva. As carnes, por exemplo, são fonte importante de ferro, além de saciar e garantir boas horas de sono, outro fator essencial para o desenvolvimento[3].

Em torno dos 7 ou 8 meses, dependendo de cada bebê, pode acontecer uma mudança: seu filhote passa a se interessar muito pelo pratinho que você está servindo a ele. Começa a tentar puxar a colher, se estica para ver o que tem dentro, tenta de todo jeito colocar os dedinhos no interior do prato... Isso é um problema? De jeito nenhum! É maravilhoso! Seu bebê está dando mais um passo para se apaixonar por comida! É hora de incentivá-lo.

Isso aconteceu aqui em casa com o Gabriel primeiro, aos 7 meses. E o que eu fiz, instintivamente? Passei a oferecer pedaços de alimentos cozidos no vapor para ele explorar. Comecei com batata-doce. Na época, eu não fazia ideia de que existia toda uma filosofia relacionada a isso, o famoso BLW.

Em resumo, o BLW possibilita ao bebê explorar os alimentos sozinho, de forma sensorial, no ritmo dele. Esse método propicia ao bebê um excelente desenvolvimento motor logo cedo. Estudos concluem que bebês incentivados a se alimentar sozinhos se tornam crianças mais

---

1. Sociedade Brasileira de Pediatria. *Manual de Orientação - Departamento de Nutrologia*. 3. ed. Rio de Janeiro: SBP, 2012. p. 19. Disponível em: https://www.sbp.com.br/fileadmin/user_upload/pdfs/14617a-PDManualNutrologia-Alimentacao.pdf. Acesso em: 26 out. 2020.
2. Idem, p. 25.
3. A suplementação de ferro é um assunto tão relevante que foi criado pelo Ministério da Saúde o Programa Nacional de Suplementação de Ferro. Para saber mais, acesse a página do *Manual de Condutas Gerais*, disponível em: https://bvsms.saude.gov.br/bvs/publicacoes/manual_suplementacao_ferro_condutas_gerais.pdf. Acesso em: 26 out. 2020.

sociáveis à mesa e com uma tendência maior a escolher alimentos saudáveis, o que poderia prevenir a obesidade infantil.

Com o BLW, toda a introdução alimentar está com o bebê, a mamãe (ou cuidador responsável) só vai fornecendo os alimentos e deixando que ele evolua sozinho. Mas eu, como mãe, acho que um bebê de 6 meses é só um bebê de 6 meses. Ele ainda raramente associa o alimento à frente dele como o responsável por saciar sua fome. Ele o enxerga como um brinquedo, algo interessante.

Mas e aí? O BLW tem vantagens claras, e a comida amassada também. Como fazer? Comece com os alimentos amassados aos 6 meses e, quando seu bebê demonstrar interesse, acrescente elementos do BLW. Assim ele terá uma excelente variedade de texturas para experimentar e todos os nutrientes necessários para seu desenvolvimento.

Voltando ao que aconteceu aqui em casa... Os dois estavam com 7 meses. Gabriel, desesperado para pegar a colher e colocar os dedinhos dentro do pratinho com o alimento que eu servia a ele. Alice não estava nem aí, só abria a boca para receber. Dei os primeiros pedaços de batata-doce cozida no vapor para os dois. Gabriel na hora pegou nas mãos, amassou, pegou outro pedaço, amassou de novo, e na terceira vez levou à boca! Desde então não parou mais. Alice encostou um dedinho. Ficou olhando para a batata e perdeu o foco. Abriu a boca para ganhar papinha e não encostou mais na batata.

Eu continuei oferecendo, em todas as refeições, opções para eles comerem sozinhos: cenouras, brócolis, abóbora, queijos variados, frutas etc. Gabriel comia tudo. Alice só foi ter interesse quando estava quase completando 8 meses. Com essa combinação de comida amassada e alimentos para o bebê comer sozinho, eu tive a serenidade de deixar minha filha despertar o interesse sozinha, apenas oferecendo as oportunidades diariamente, sem pressão, sem preocupação, sem ansiedade, pois ela estava bem alimentada com meu leite e com comidas amassadas supersaborosas, raspando o prato sempre!

As receitas apresentadas nessa fase são uma base, uma inspiração. Tenho certeza de que, após fazer umas cinco ou seis delas, você já terá autoconfiança para modificar uma coisinha ou outra. Depois de fazer umas dez, já estará criando versões com seu toque especial. É viciante, e é só começar.

Sobre a parte prática, eu fazia sempre às segundas-feiras e congelava para a semana. Cada um comia, em média, 150 gramas de papinha salgada por refeição aos 8 meses. Isso dava 600 gramas de papinha por dia, num total de 4,2 quilos de papinha por semana[4].

---

[4]. O *Guia Alimentar para Crianças Brasileiras Menores de Dois Anos* indica que dos 6 aos 7 meses os bebês comem de 2 a 3 colheres de sopa por refeição; dos 8 aos 9 meses, de 3 a 4 colheres; e dos 10 aos 11 meses, de 4 a 5 colheres.

Eu cozinhava ou cortava na hora os alimentos que os bebês comiam sozinhos. No café da manhã sempre tinha fruta, então também eram cortadas na hora.

E era muita comida amassada, sim. Era cansativo, sim. Mas passou muito rápido! Essa fase durou mais ou menos dos 7 aos 9 meses. É pouco tempo se pensarmos que num piscar de olhos nossos filhos crescem, não é? Com 9 meses, eles já comiam com prazer e alegria uma refeição muito parecida com a nossa. Mas isso é assunto para os próximos capítulos.

Aos 8 meses, seu bebê já está longe de ser aquele bebezinho do início da introdução alimentar. Agora ele já comeu muita coisa nova, experimentou muitos sabores diferentes, carnes, frango, peixes, muitos legumes, todas as frutas, verduras, até um macarrãozinho… E ele quer mais!

O bebê ainda está aprendendo a gostar de comida. Sem pressa, ele chega lá! Cada criança no seu tempo, com respeito e paciência, mas sempre recebendo – seja a comida na boca ou comendo sozinho – todos os nutrientes de que precisa para crescer e se desenvolver!

Sobre o cozimento a vapor, eu tenho uma máquina que cozinha a vapor. Usei e ainda uso muito com os gêmeos. Facilitava minha vida na produção de quilos e quilos de papinhas por semana.

Mas, se você não quiser investir em uma máquina, não se preocupe. A versão caseira funciona da mesma forma: basta encher uma panela grande de água, deixar ferver, colocar um "escorredor de macarrão" ou algo do gênero por cima, sem encostar na água, acrescentar os alimentos a serem cozidos e tampar!

O tempo de cozimento varia entre cada alimento, mas basta levantar a tampa e verificar com um garfo! É uma forma saudável e prática de cozinhar legumes e peixes que uso até hoje aqui em casa para a família inteira!

Por fim, caso você ainda não tenha, agora é a hora de comprar um pratinho com sucção à mesa. Pode ser por ventosas, pode ser de silicone, o que você encontrar. Mas vá por mim. Em vez de investir em vários babadores daqueles enormes que cobrem braços e cadeiras, compre o pratinho que gruda. Ele vai ficar com você por muito tempo e vai garantir refeições tranquilas. Porque a fase de jogar a comida no chão vai passar, confie em mim. Mas o fascínio pelo prato, não! Sempre que tiverem um prato normal dando bobeira na frente deles, eles vão mexer, levantar, virar e, por fim, jogar! Portanto, compre algumas colheres e garfos apropriados para a idade e um ou dois pratos que grudam na mesa.

CALDO DE MÚSCULO SIMPLIFICADO

Rendimento: 2 litros | Tempo de preparo: 2h30

Ingredientes

- 1 kg de músculo bovino cortado em cubos
- 1 cenoura cortada em três partes
- 1 cebola cortada em quatro partes
- 1 beterraba cortada em quatro partes
- 1 talo de salsão cortado em quatro partes
- 3 litros de água

Modo de preparo

Junte todos os ingredientes numa panela grande, cubra com água e leve ao fogo alto até ferver. Baixe o fogo e cozinhe por 2 horas. Retire a espuma que se forma em cima. Coe o caldo, e ele está pronto para uso e congelamento. A carne e os legumes podem ser consumidos, basta acrescentar um temperinho!

Minha sugestão é fazer logo uma grande quantidade. Você não precisará fazer esses caldos exclusivamente para os purês por muito tempo, apenas até os 9 meses. É pouco, comparado ao sabor delicioso que você agregará ao paladar do seu bebê. Tenho certeza de que você continuará fazendo os caldos depois para a família toda!

CALDO DE GALINHA

Rendimento: 3 litros | Tempo de preparo: 3 horas

Ingredientes

- 600 g de sobrecoxa de frango
- 1 cenoura descascada, em cubos
- 1 talo de salsão em cubos
- 1 cebola em cubos
- 1 folha de louro
- 4 litros de água

Modo de preparo

Junte todos os ingredientes em uma panela grande e leve-a ao fogo alto até ferver. Abaixe o fogo e cozinhe por 2 horas. Dê uma olhada a cada 30 minutos para retirar a espuma que sobe por cima do cozido. Depois, é só coar o caldo e congelar em forminhas de gelo ou em potinhos próprios para isso.

CALDO DE LEGUMES

Rendimento: 1,5 litro | Tempo de preparo: 35 min

Ingredientes

- 2 cenouras descascadas, em cubos
- 2 talos de salsão em cubos
- 1 cebola grande em cubos
- 2 litros de água
- 2 folhas de louro

Modo de preparo

Junte todos os ingredientes em uma panela grande e leve-a ao fogo alto até ferver. Abaixe o fogo e cozinhe por 30 minutos. Depois, é só coar o caldo e congelar em forminhas de gelo ou em potinhos próprios para isso!

Eu uso até hoje potinhos de plástico da Avent® para congelar caldos e molhos.

As quantidades são para duas refeições, podendo ser almoço e jantar, e você pode congelar a porção excedente para outro dia. As receitas aqui também são uma mistura: uma parte você oferece na colher, outra parte você coloca à disposição da criança para ela tocar, pegar, experimentar.

PURÊ DE MANDIOQUINHA

Rendimento: 3 xícaras | Tempo de preparo: 25 min

Ingredientes

- 4 mandioquinhas médias
- ½ xícara (chá) de caldo de músculo
- 1 colher (sopa) de manteiga

Modo de preparo

Lave bem as mandioquinhas antes de descascá-las. Cozinhe-as no vapor por 20 minutos. Ainda quentes, junte o caldo de músculo e a manteiga e amasse.

PURÊ DE BETERRABA

Rendimento: 3 xícaras | Tempo de preparo: 35 min

Ingredientes

- 4 beterrabas médias picadas grossas
- ½ xícara (chá) de caldo de músculo

Modo de preparo

Lave bem as beterrabas antes de descascá-las. Cozinhe-as no vapor por 30 minutos. Ainda quentes, junte o caldo de músculo e amasse.

PURÊ DE ABÓBORA

Rendimento: 4 xícaras | Tempo de preparo: 25 min

Ingredientes

- ½ abóbora japonesa ou paulista descascada, cortada grossa
- 1 batata média
- 1 colher (sopa) de manteiga
- ½ xícara (chá) de caldo de músculo
- 3 gotas de suco de limão

Modo de preparo

Lave bem a abóbora e a batata antes de descascá-las. Cozinhe tudo no vapor por 20 minutos. Ainda quente, amasse e junte a manteiga, o caldo de músculo e o suco de limão.

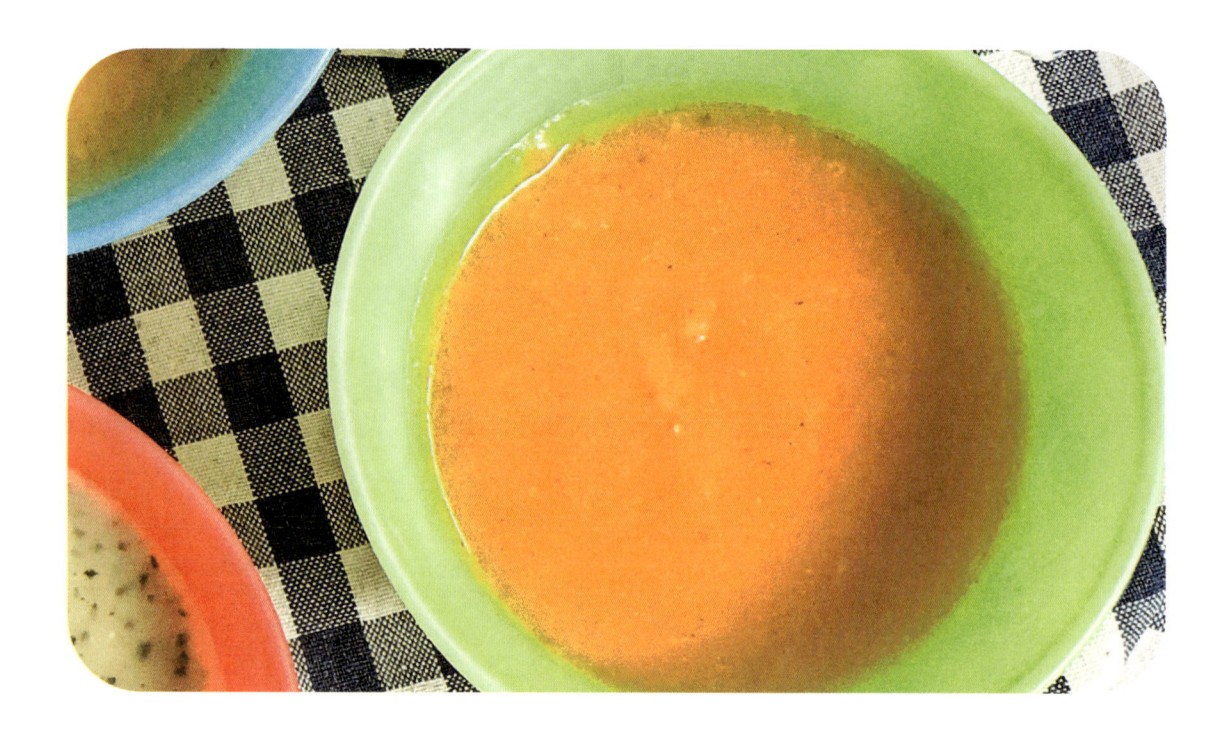

6 A 8 MESES

PURÊ DE COUVE-FLOR

Rendimento: 3 xícaras | Tempo de preparo: 20 min

Ingredientes

- ½ couve-flor cortada em pequenos floretes
- ½ xícara (chá) de caldo de músculo
- 1 colher (sopa) de manteiga

Modo de preparo

Lave bem a couve-flor. Cozinhe-a no vapor por 15 minutos. Ainda quente, amasse-a e junte o caldo de músculo e a manteiga.

PURÊ DE BATATA-DOCE

Rendimento: 3 xícaras | Tempo de preparo: 25 min

Ingredientes

- 3 batatas-doces médias descascadas, cortadas grossas
- ½ xícara (chá) de caldo de músculo
- Água do cozimento a vapor para dar o ponto

Modo de preparo

Lave bem as batatas-doces antes de descascá-las. Cozinhe-as no vapor por 20 minutos. Ainda quentes, amasse-as e junte o caldo de músculo. Se necessário, use a água do cozimento para dar o ponto.

CREME DE AVOCADO

Rendimento: 1 porção | Tempo de preparo: 5 min

Ingredientes

- 1 avocado ou ¼ de abacate
- 3 gotinhas de limão

Modo de preparo

Corte o avocado ao meio e retire a polpa, descartando a semente. Leve-o ao processador, acrescente as gotinhas de limão e bata até ficar um creme uniforme. Se ele estiver bem maduro, não precisará de mais nada. Mas, caso não consiga formar um creme, acrescente uma colher (sopa) de água até dar o ponto. O limão não o deixará ficar escuro.

Bananas e avocados são muito convenientes para começar, pois não precisam ser cozidos! Além disso, avocados têm uma gordura boa, excelente para o desenvolvimento físico e do cérebro!

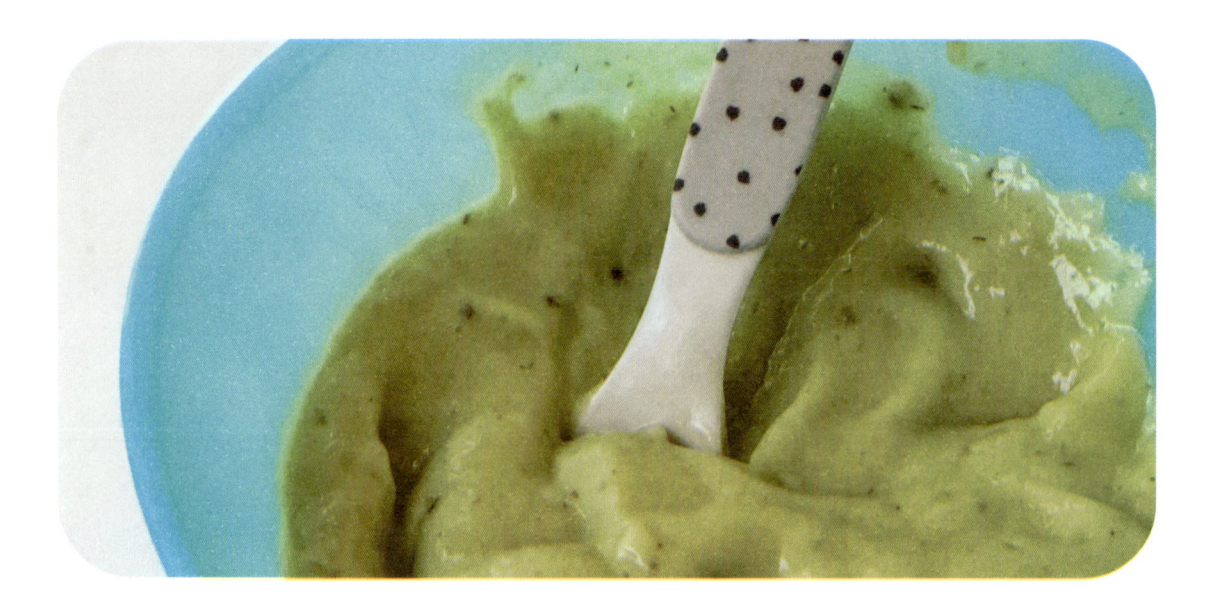

PURÊ DE AMEIXA

Rendimento: 3 xícaras | Tempo de preparo: 35 min

Ingrediente

- 600 g de ameixa seca sem caroço

Modo de preparo

Cozinhe as ameixas em água por 30 minutos. Amasse-as bem; se necessário, junte um pouco da água do cozimento.

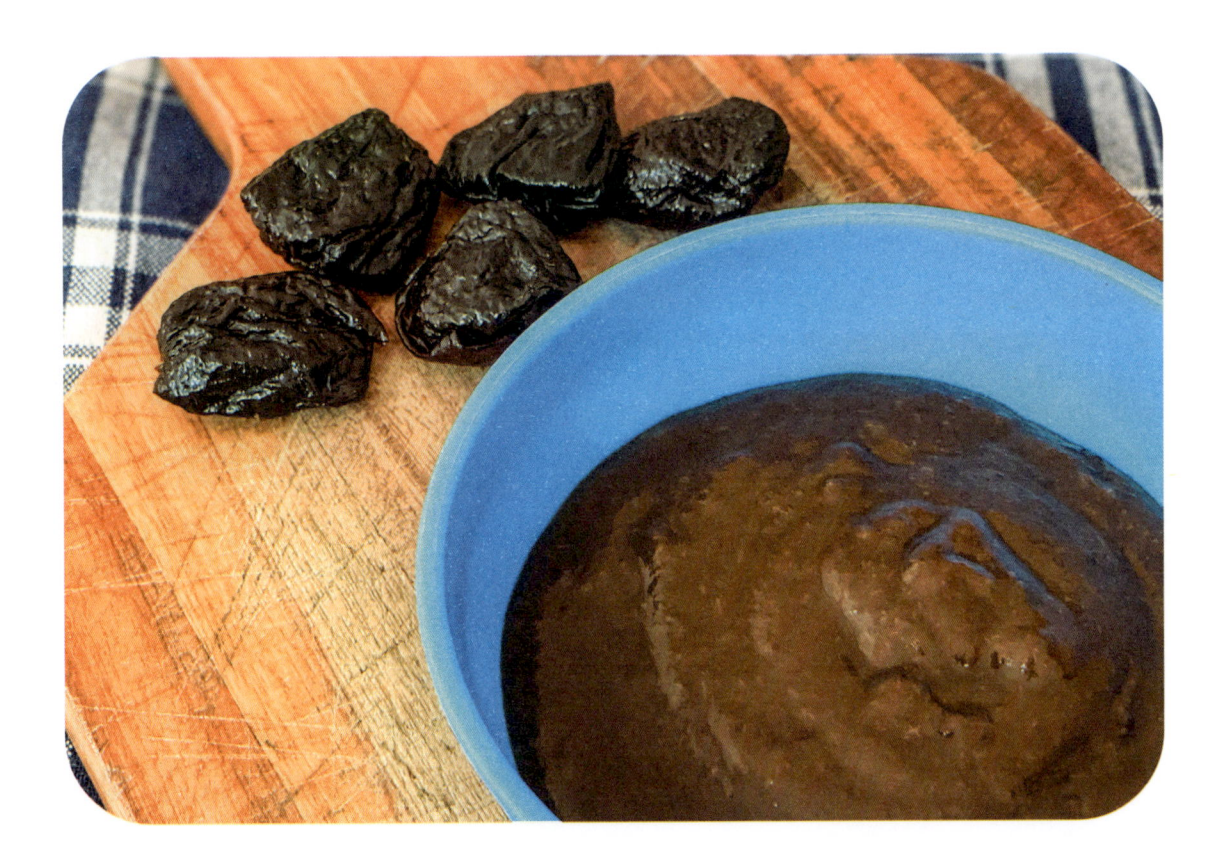

PURÊ DE MAÇÃ OU PERA

Rendimento: 3 xícaras | Tempo de preparo: 20 min

Ingrediente

- 4 maçãs gala ou peras portuguesas

Modo de preparo

Lave bem e descasque as maçãs ou as peras. Corte-as em cubos e cozinhe-as no vapor por 15 minutos. Amasse-as bem; se necessário, junte um pouco da água do cozimento.

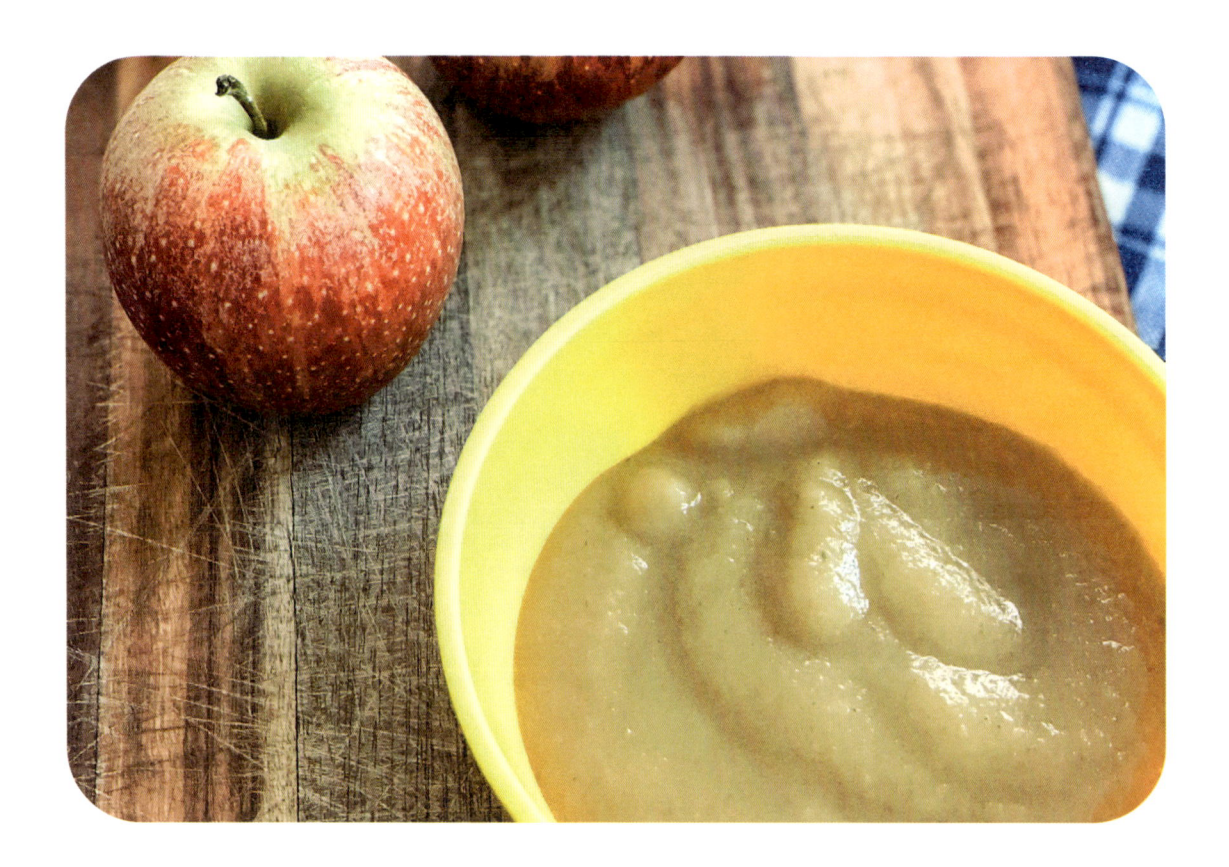

6 A 8 MESES

ESPINAFRE, CHUCHU, BATATA E PARMESÃO

Rendimento: 3 xícaras | Tempo de preparo: 25 min

Ingredientes

- 1 pacote de espinafre congelado (400 g)
- 1 chuchu descascado, em cubos
- 3 batatas descascadas, em cubos
- ½ xícara (chá) de caldo de músculo
- Água
- 1 colher (sopa) de parmesão ralado
- Azeite para finalizar

Modo de preparo

Em uma panela, coloque o espinafre, o chuchu, as batatas e o caldo de músculo. Complete com água até cobrir tudo. Deixe levantar fervura, abaixe o fogo e cozinhe por 20 minutos. Amasse tudo, adicione o parmesão e sirva com um fio de azeite por cima.

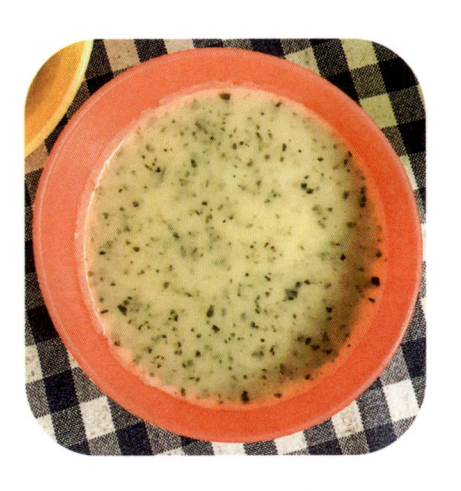

ESPINAFRE, MAÇÃ, PERA E LENTILHA

Rendimento: 3 xícaras | Tempo de preparo: 25 min

Ingredientes

- 2 maços de espinafre
- 2 maçãs descascadas, em cubos
- 2 peras descascadas, em cubos
- ⅓ de xícara (chá) de lentilha cozida
- ½ xícara (chá) de caldo de legumes
- Água
- Azeite para finalizar

Modo de preparo

Em uma panela, coloque o espinafre, as maçãs, as peras, a lentilha e o caldo de legumes. Complete com água até cobrir tudo. Deixe levantar fervura, abaixe o fogo e cozinhe por 20 minutos. Amasse tudo e sirva com um fio de azeite por cima.

Cozinhe a lentilha em água até ficar macia e congele em potinhos ou forminhas de gelo. É um excelente grão, rico em ácido fólico, ferro e zinco.

MILHO E BATATA

Rendimento: 3 xícaras | Tempo de preparo: 25 min

Ingredientes

- 1 cebola picada
- Azeite
- 6 batatas descascadas, em cubos
- 3 xícaras (chá) de milho cozido
- ½ xícara (chá) de caldo de galinha
- Água

Modo de preparo

Comece dourando a cebola no azeite, em seguida adicione as batatas e o milho. Acrescente o caldo de galinha e complete com água até cobrir tudo. Deixe levantar fervura, abaixe o fogo e cozinhe por 20 minutos. Amasse tudo.

BANANA AMASSADA

Rendimento: 1 porção | Tempo de preparo: 5 min

Ingrediente

- 1 banana-prata

Modo de preparo

Descasque a banana e retire todos os fiapos. Amasse bem com um garfo, até sentir que está quase líquida. Pronto!

Esta foi a primeira colherada de sólidos dos gêmeos, aos 5 meses e meio.

MAÇÃS COM CANELA

Rendimento: 1 porção | Tempo de preparo: 10 min

Ingredientes

- 1 colher (sopa) de manteiga
- 1 maçã cortada em fatias
- 1 colher (chá) de canela

Modo de preparo

Derreta a manteiga em fogo baixo numa frigideira antiaderente. Cozinhe as fatias de maçã com a canela por cima, mexendo bem. Deixe esfriar e sirva!

Novos temperos expandem o paladar, aproveite! A canela é ótima para o sistema imunológico do bebê!

BRÓCOLIS E BATATA

Rendimento: 3 xícaras | Tempo de preparo: 25 min

Ingredientes

- 1 cebola picada
- Azeite
- 1 dente de alho picado
- 6 batatas descascadas, em cubos
- 1 brócolis em pequenos pedaços
- ½ xícara (chá) de caldo de legumes
- Água

Modo de preparo

Comece dourando a cebola no azeite, em seguida adicione o alho. Depois, as batatas e o brócolis. Acrescente o caldo de legumes e complete com água até cobrir tudo. Deixe levantar fervura, abaixe o fogo e cozinhe por 20 minutos. Amasse tudo.

FRANGO, CENOURA E ERVILHA

Rendimento: 3 xícaras | Tempo de preparo: 25 min

Ingredientes

- 1 peito de frango (100 g), em cubos
- Azeite
- 6 cenouras médias descascadas, em cubos (600 g)
- 1 pacote de ervilhas congeladas (300 g)
- 1 colher (chá) de cominho em pó
- 2 ½ xícaras (chá) de caldo de galinha
- Água

Modo de preparo

Comece dourando o frango no azeite. Adicione as cenouras, as ervilhas, o cominho e o caldo de galinha. Complete com água até cobrir tudo. Deixe levantar fervura, abaixe o fogo e cozinhe por 20 minutos. Amasse tudo e sirva com um fio de azeite por cima.

FRANGO, ABÓBORA E MAÇÃ

Rendimento: 3 xícaras | Tempo de preparo: 25 min

Ingredientes

- 1 peito de frango (100 g), em cubos
- Azeite
- ½ abóbora japonesa descascada, em cubos (300 g)
- 3 maçãs descascadas, em cubos (300 g)
- 2 ½ xícaras (chá) de caldo de galinha
- Água

Modo de preparo

Comece dourando o frango no azeite. Adicione a abóbora, as maçãs e o caldo de galinha. Complete com água até cobrir tudo. Deixe levantar fervura, abaixe o fogo e cozinhe por 20 minutos. Amasse bem e sirva com um fio de azeite por cima.

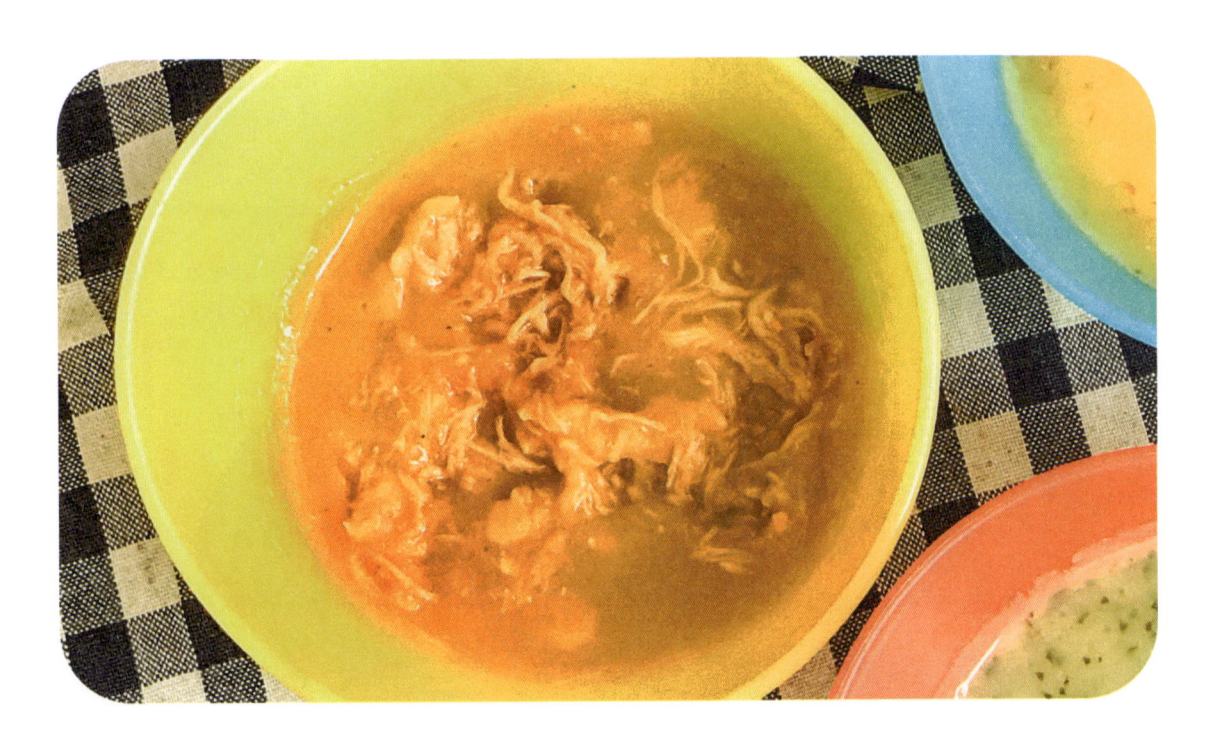

FRANGO, CENOURA E DAMASCO

Rendimento: 2 xícaras | Tempo de preparo: 25 min

Ingredientes

- 1 peito de frango (100 g), em cubos
- Azeite
- 4 cenouras médias descascadas, em cubos
- 4 damascos secos hidratados por 1 hora
- 2 ½ xícaras (chá) de caldo de galinha
- Água

Modo de preparo

Comece dourando o frango no azeite. Adicione as cenouras, os damascos e o caldo de galinha. Complete com água até cobrir tudo. Deixe levantar fervura, abaixe o fogo e cozinhe por 20 minutos. Amasse bem e sirva com um fio de azeite por cima.

FRANGO, BATATA-DOCE E MAÇÃ

Rendimento: 3 xícaras | Tempo de preparo: 25 min

Ingredientes

- 1 peito de frango (100 g), em cubos
- Azeite
- 3 batatas-doces descascadas, em cubos (600 g)
- 3 maçãs descascadas, em cubos (300 g)
- 2 ½ xícaras (chá) de caldo de galinha
- Água

Modo de preparo

Comece dourando o frango no azeite. Adicione as batatas-doces, as maçãs e o caldo de galinha. Complete com água até cobrir tudo. Deixe levantar fervura, abaixe o fogo e cozinhe por 20 minutos. Amasse bem e sirva com um fio de azeite por cima.

SALMÃO E ESPINAFRE

Rendimento: 2 xícaras | Tempo de preparo: 35 min

Ingredientes

- ½ xícara (chá) de caldo de legumes
- 4 xícaras (chá) de espinafre congelado (500 g)
- 1 filé de salmão, em cubos (120 g)
- 2 colheres (sopa) de creme de leite fresco

Modo de preparo

Aqueça o caldo de legumes com o espinafre por 20 minutos, até descongelar. Adicione então o salmão, em cubos pequenos, e cozinhe por 5 minutos. Separe a água do cozimento e reserve. Amasse bem todos os ingredientes, adicionando a água do cozimento se necessário. Finalize misturando o creme de leite fresco.

SALMÃO E BATATA

Rendimento: 2 xícaras | Tempo de preparo: 45 min

Ingredientes

- 3 batatas descascadas, em cubos (300 g)
- 3 batatas-doces descascadas, em cubos (300 g)
- ½ xícara (chá) de caldo de legumes
- Água
- 1 filé de salmão, em cubos (120 g)
- Uma pitada de dill
- Azeite

Modo de preparo

Cozinhe as batatas com o caldo de legumes, completando com água até cobrir tudo. Ao final do cozimento, adicione o salmão e o dill e cozinhe por 5 minutos. Separe a água do cozimento e reserve. Amasse bem os ingredientes, adicionando a água do cozimento se necessário, e sirva com um fio de azeite por cima.

PEIXE BRANCO, ERVILHAS E BRÓCOLIS

Rendimento: 2 xícaras | Tempo de preparo: 30 min

Ingredientes

- ½ xícara (chá) de caldo de legumes
- 2 xícaras (chá) de ervilhas cozidas
- 1 brócolis pequeno, em pedaços
- Água
- 1 filé de linguado ou outro peixe branco sem espinhas, em cubos (120 g)
- 2 colheres (sopa) de creme de leite fresco

Modo de preparo

Aqueça o caldo de legumes com as ervilhas e o brócolis por 20 minutos, até ficarem bem cozidos. Complete com água se for necessário, até cobrir os ingredientes. Adicione então o peixe em cubos pequenos e cozinhe por 5 minutos. Separe a água do cozimento e reserve. Amasse todos os ingredientes, adicionando a água do cozimento se necessário. Finalize misturando o creme de leite fresco.

PEIXE BRANCO, MANGA E FEIJÃO-PRETO

Rendimento: 2 xícaras | Tempo de preparo: 5 min

Ingredientes

- 2 xícaras (chá) de feijão-preto cozido com caldo
- Água
- 1 filé de linguado ou outro peixe branco sem espinhas, em cubos (120 g)
- 2 xícaras (chá) de manga, em cubos

Modo de preparo

Aqueça o feijão com a água e os pedaços de peixe. Quando o peixe estiver cozido, desligue o fogo, adicione a manga e amasse bem.

MÚSCULO, AGRIÃO E MANDIOQUINHA

Rendimento: 2 xícaras | Tempo de preparo: 50 min

Ingredientes

- 1 cebola picada
- 500 g de músculo bovino picado pequeno
- Azeite
- Água
- 4 mandioquinhas médias descascadas, em cubos
- 2 xícaras (chá) de agrião em pedaços pequenos
- ½ xícara (chá) de caldo de músculo

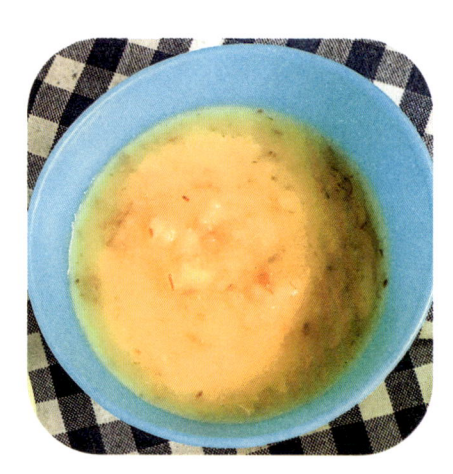

Modo de preparo

Comece dourando a cebola e a carne no azeite com um pouquinho de água. Adicione então a mandioquinha e o agrião. Cubra com o caldo de músculo, adicione mais água se necessário. Cozinhe até todos os ingredientes ficarem bem macios. Amasse tudo muito bem.

6 A 8 MESES

MÚSCULO, ESPINAFRE E CENOURA

Rendimento: 2 xícaras | Tempo de preparo: 50 min

Ingredientes

- 1 cebola picada
- 500 g de músculo bovino picado pequeno
- Azeite
- Água
- 4 xícaras (chá) de cenoura descascada, em cubos
- 2 xícaras (chá) de espinafre, em pedaços pequenos
- ½ xícara (chá) de caldo de músculo

Modo de preparo

Comece dourando a cebola e a carne no azeite com um pouquinho de água. Adicione então a cenoura e o espinafre. Cubra com o caldo de músculo e adicione mais água se necessário. Cozinhe até todos os ingredientes ficarem bem macios. Amasse tudo muito bem.

CARNE MOÍDA, BATATA-DOCE E BRÓCOLIS

Rendimento: 3 xícaras | Tempo de preparo: 30 min

Ingredientes

- 500 g de carne moída de patinho
- Azeite
- Água
- 2 batatas-doces descascadas, em cubos
- 2 xícaras (chá) de brócolis, em pedaços pequenos
- ½ xícara (chá) de caldo de músculo

Modo de preparo

Comece dourando a carne no azeite com um pouquinho de água. Adicione então as batatas-doces e o brócolis. Cubra com o caldo de músculo e adicione mais água se necessário. Cozinhe até todos os ingredientes ficarem bem macios. Amasse tudo muito bem.

CARNE MOÍDA, ABÓBORA E COUVE

Rendimento: 3 xícaras | Tempo de preparo: 30 min

Ingredientes

- 500 g de carne moída de patinho
- Azeite
- Água
- ½ abóbora japonesa descascada, em cubos
- 1 xícara (chá) de couve picada
- ½ xícara (chá) de caldo de músculo

Modo de preparo

Comece dourando a carne no azeite com um pouquinho de água. Adicione então a abóbora e a couve. Cubra com o caldo de músculo e adicione mais água se necessário. Cozinhe até todos os ingredientes ficarem bem macios. Amasse tudo muito bem.

CARNE MOÍDA, BATATA E BETERRABA

Rendimento: 3 xícaras | Tempo de preparo: 30 min

Ingredientes

- 500 g de carne moída de patinho
- Azeite
- Água
- 2 batatas descascadas, em cubos
- 2 beterrabas descascadas, em cubos
- ½ xícara (chá) de caldo de músculo

Modo de preparo

Comece dourando a carne no azeite com um pouquinho de água. Adicione então as batatas e as beterrabas. Cubra com o caldo de músculo e adicione mais água se necessário. Cozinhe até todos os ingredientes ficarem bem macios. Amasse tudo muito bem.

MACARRÃO COM ABOBRINHA E ESPINAFRE

Rendimento: 2 porções | Tempo de preparo: 20 min

Ingredientes

- 1 abobrinha italiana descascada, em cubos
- 1 maço de espinafre limpo e picado
- Azeite
- ½ xícara (chá) de caldo de músculo
- 4 colheres (sopa) de creme de leite fresco
- ½ xícara (chá) de massa integral, tipo anelzinho
- Água

Modo de preparo

Comece refogando a abobrinha e o espinafre no azeite. Adicione o caldo de músculo e cozinhe por mais uns 5 minutos. Adicione o creme de leite e processe tudo para formar um molho. Reserve. Cozinhe a massa em bastante água. Quando estiver cozida, escorra e misture-a ao molho.

Para as primeiras massas dos bebês, eu sugiro o macarrão anelzinho bem cozido. Todas as outras, se bem cozidas, também podem ser oferecidas. Hoje em dia, há diversas opções excelentes em lojas de produtos naturais, como as massas feitas com quinoa, milho, enriquecidas com legumes etc.

MACARRÃO COM FEIJÃO E CENOURA

Rendimento: 2 porções | Tempo de preparo: 20 min

Ingredientes

- ½ xícara (chá) de feijão-preto cozido
- 1 cenoura ralada fina
- Água
- ½ xícara (chá) de massa integral, tipo anelzinho
- Azeite para finalizar

Modo de preparo

Processe o feijão com a cenoura ralada, adicionando água se necessário para formar um caldinho ralo. Reserve. Cozinhe a massa em bastante água. Quando estiver cozida, escorra e misture-a ao molho. Sirva com um fio de azeite por cima.

Desde que eles tinham 7 meses, eu criei o hábito de cozinhar feijão uma vez por mês e congelar em porções de ½ xícara. Esse macarrão com feijão continua sendo sucesso com os gêmeos até hoje!

MACARRÃO COM FRANGO E BETERRABA

Rendimento: 2 porções | Tempo de preparo: 20 min

Ingredientes

- 1 peito de frango (100 g)
- Azeite
- 2 beterrabas descascadas, em cubos
- Algumas folhas de alface picadas
- ½ xícara (chá) de caldo de galinha
- Água
- ½ xícara (chá) de massa integral, tipo anelzinho

Modo de preparo

Comece refogando o frango no azeite. Quando estiver dourado, acrescente as beterrabas e a alface. Adicione o caldo de galinha e cozinhe até as beterrabas amolecerem. Adicione água se necessário. Processe tudo para formar um molho. Reserve. Cozinhe a massa em bastante água. Quando estiver cozida, escorra e misture-a ao molho.

OMELETE DE TOMATE E CEBOLA COM ERVILHAS E PURÊ DE ESPINAFRE, BETERRABA E MAÇÃ

Rendimento: 2 porções | Tempo de preparo: 20 min

Ingredientes

- 1 xícara (chá) de espinafre
- 1 beterraba descascada, em cubos
- 1 maçã descascada, em cubos
- 1 xícara (chá) de ervilhas congeladas
- 1 ovo inteiro batido
- ½ tomate picado pequeno, sem pele e sem semente
- ¼ de cebola ralada
- 1 colher (sopa) de manteiga

Modo de preparo

Cozinhe o espinafre, a beterraba e a maçã no vapor. Quando estiverem bem cozidos, amasse tudo e reserve. Cozinhe as ervilhas no vapor, separadas dos outros legumes. Reserve. Numa vasilha, faça a omelete misturando o ovo com o tomate; em seguida, doure rapidamente numa frigideira a cebola na manteiga e acrescente a omelete. Frite-a bem de um lado, em fogo médio. Dobre-a ao meio e cozinhe em fogo baixo por aproximadamente 1 minuto a mais. Corte a omelete em tiras finas e sirva com as ervilhas para o bebê comer sozinho enquanto você oferece o purê de espinafre, beterraba e maçã na colher!

PÃO DE QUEIJO DE FRIGIDEIRA

Rendimento: 1 porção | Tempo de preparo: 5 min

Ingredientes

- 1 ovo batido
- 3 colheres (sopa) de goma de tapioca
- 1 colher (sopa) de queijo cottage
- Azeite

Modo de preparo

Faça o pão de queijo misturando o ovo com a tapioca e o queijo cottage. Em uma frigideira aquecida e untada com um pouquinho de azeite, doure a massa como se fosse uma panqueca, dos dois lados. Eu gosto de fazer pequenas rodelas para eles segurarem com as mãos sem que eu precise cortá-las.

Esta receita vem lá do Nordeste e é deliciosa para a família toda!

SALMÃO E BRÓCOLIS NO VAPOR, PURÊ DE CENOURA E FEIJÃO-CARIOCA

Rendimento: 2 porções | Tempo de preparo: 30 min

Ingredientes

- 1 posta de salmão (100 g)
- ½ xícara (chá) de brócolis
- ¼ de cebola picada
- 1 dente de alho picado
- Azeite
- 2 cenouras médias descascadas, cortadas em cubos pequenos
- Água
- ½ xícara (chá) de feijão-carioca congelado

Modo de preparo

Cozinhe o salmão e o brócolis no vapor. Enquanto isso, doure a cebola e o alho no azeite e acrescente as cenouras. Adicione água e cozinhe até ficarem macias. Escorra uma parte da água do cozimento e reserve o restante. Junte o feijão descongelado e bata tudo com um mixer até virar um purê. Adicione mais água do cozimento caso precise. Sirva o salmão e o brócolis para o bebê comer sozinho, enquanto o alimenta na colher com o purê de cenoura e feijão-carioca!

SALMÃO E BRÓCOLIS NO VAPOR, CREME DE ESPINAFRE E MACARRÃOZINHO INTEGRAL

Rendimento: 2 porções | Tempo de preparo: 30 min

Ingredientes

- 1 posta de salmão (100 g)
- ½ xícara (chá) de brócolis
- ½ xícara (chá) de macarrão anelzinho integral
- ¼ de cebola picada
- 1 dente de alho picado
- Azeite
- 1 xícara (chá) de espinafre
- ½ xícara (chá) de água
- 2 colheres (sopa) de creme de leite

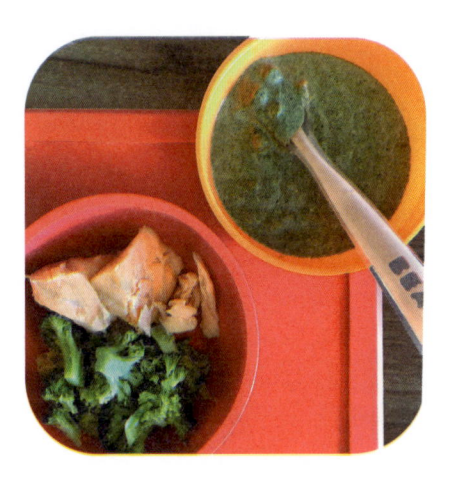

Modo de preparo

Cozinhe o salmão e o brócolis no vapor. Cozinhe o macarrão em água conforme instruções do fabricante. Enquanto isso, doure a cebola e o alho no azeite e acrescente o espinafre e a água. Deixe cozinhar até derreter completamente. Acrescente o creme de leite e mexa bem até formar um molho grosso. Quando o macarrão estiver cozido, junte ao molho. Sirva o salmão e o brócolis para o bebê comer sozinho, enquanto o alimenta na colher com o macarrão com creme de espinafre!

MOQUEQUINHA DE LINGUADO E LEGUMES COM LEITE DE COCO

Rendimento: 2 porções | Tempo de preparo: 30 min

Ingredientes

Para o leite de coco:
- 2 xícaras (chá) de coco fresco ralado
- 1 xícara (chá) de água filtrada

Para a moqueca:
- 1 posta de filé de linguado (100 g)
- ¼ de cebola picada
- 1 dente de alho picado
- Azeite
- 1 batata-doce descascada, em cubos
- ½ chuchu descascado, em cubos
- 1 cenoura descascada, em cubos
- ½ xícara (chá) de ervilhas congeladas
- Uma pitada de gengibre, cominho e coentro
- Água

Modo de preparo

Bata no liquidificador o coco ralado e a água, coe com um pano de prato. Guarde na geladeira por até 3 dias.

Cozinhe o linguado no vapor. Enquanto isso, doure a cebola e o alho no azeite e acrescente os legumes, o leite de coco e os temperos. Adicione água para cobrir e cozinhe até ficarem macios. Escorra uma parte da água do cozimento e reserve o restante. Amasse tudo e adicione água do cozimento caso precise. Desfie o peixe e coloque por cima. Sirva na colher para o bebê e congele o restante!

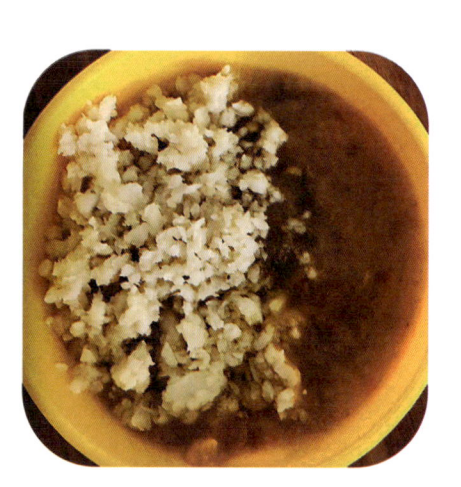

6 A 8 MESES

PURÊ DE BATATA, CREME DE FEIJÃO E LENTILHAS COM ERVILHAS COZIDAS

Rendimento: 2 porções | Tempo de preparo: 30 min

Ingredientes

- 1 xícara (chá) de ervilhas congeladas
- 2 batatas descascadas, cortadas em cubos
- ½ xícara (chá) de lentilha congelada
- ½ xícara (chá) de feijão congelado
- ½ cebola picada
- Azeite
- ½ colher (sopa) de manteiga
- 1 colher (sopa) de queijo parmesão

Modo de preparo

Cozinhe as ervilhas no vapor. Enquanto isso, cozinhe as batatas em água e descongele a lentilha e o feijão. Doure a cebola no azeite e acrescente o feijão e a lentilha. Adicione um pouco de água e amasse para formar um creme grosso. Reserve. Faça o purê amassando as batatas com a manteiga e o parmesão, adicionando um pouco de água se necessário para dar a liga. Sirva o purê de batata com o creme de feijão na colher e as ervilhas para o bebê pegar sozinho.

Chamo este prato de "xô, resfriado", para aqueles dias em que o bebê está meio dodói, sem querer comer direito. É fácil de mastigar e muito nutritivo, para que ele se recupere logo! Além de a ervilha ser divertida, com ela a refeição se torna uma boa oportunidade para o bebê exercitar o movimento de pinça!

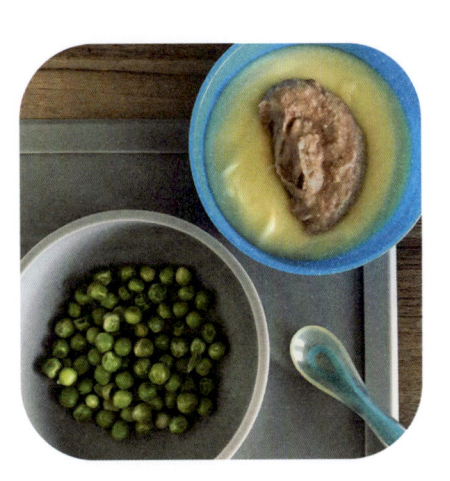

ESTROGONOFINHO DE FRANGO ENRIQUECIDO COM ESPINAFRE, ARROZ INTEGRAL, BATATINHAS ASSADAS E CENOURA NO VAPOR

Rendimento: 2 porções | Tempo de preparo: 30 min

Ingredientes

- 1 cenoura cortada em bastões
- ¼ de xícara (chá) de arroz integral
- 100 g de batatas bolinha
- Azeite
- Alecrim
- ½ cebola ralada
- 1 xícara (chá) de peito de frango cozido e desfiado
- ½ xícara (chá) de espinafre
- 2 colheres (sopa) de requeijão

Modo de preparo

Cozinhe a cenoura no vapor e o arroz em água, conforme as instruções do fabricante. Enquanto isso, asse as batatas no forno, temperadas com azeite e alecrim, por 30 minutos, cobertas com papel-alumínio. Faça o "estrogonofe" dourando a cebola ralada no azeite e acrescente o frango desfiado, o espinafre, o requeijão e um pouco de água para dar o ponto do molho. Sirva o "estrogonofe" com o arroz na colher e as batatas e as cenouras para o bebê comer sozinho!

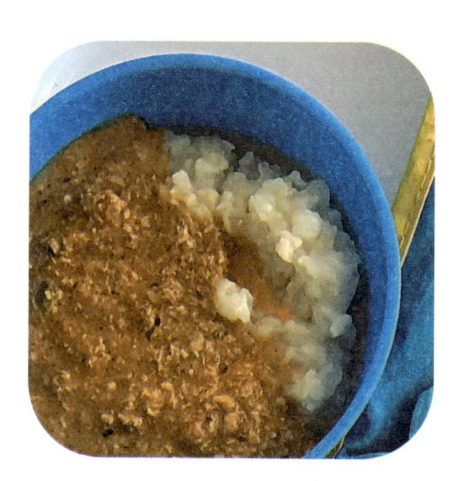

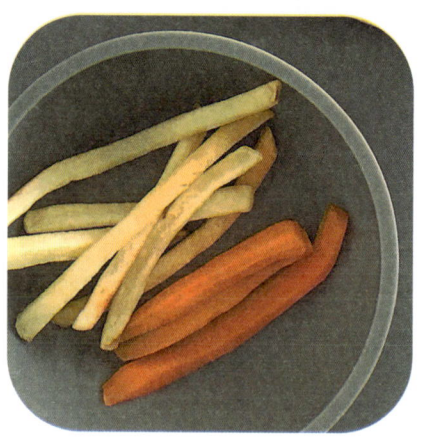

6 A 8 MESES

RISOTO INTEGRAL DE FRANGO, BETERRABA, ESPINAFRE E MAÇÃ

Rendimento: 2 porções | Tempo de preparo: 30 min

Ingredientes

- ½ cebola ralada
- Azeite
- 1 xícara (chá) de peito de frango cozido e desfiado
- 1 beterraba descascada e ralada grossa
- ½ xícara (chá) de espinafre
- 1 maçã descascada, em cubos
- ¼ de xícara (chá) de arroz integral
- Queijo parmesão ralado

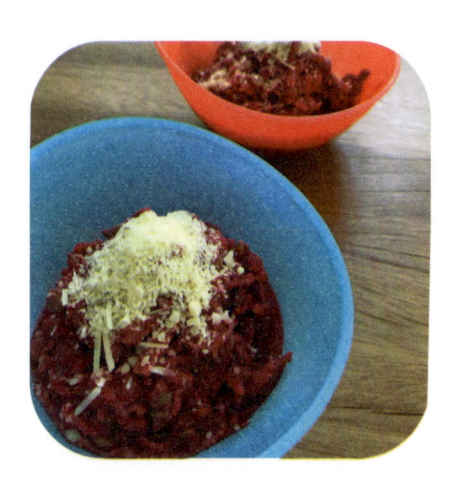

Modo de preparo

Doure a cebola no azeite e acrescente o frango, a beterraba, o espinafre, a maçã e o arroz. Misture tudo e cubra com água. Cozinhe todos os ingredientes, mexendo sempre até o arroz ficar bem cozido e a água secar. Finalize com o queijo parmesão e um fio de azeite. Sirva na colher para o bebê.

Já repararam como eu gosto de misturar maçãs nos preparos salgados? As crianças adoram a mistura dos sabores doce e salgado. Enriquece o paladar deles e fica ainda mais nutritivo!

HAMBURGUINHO DE FRANGO

Rendimento: 10 hamburguinhos | Tempo de preparo: 20 min

Ingredientes

- 1 cebola ralada
- Azeite
- 1 cenoura pequena ralada
- 300 g de carne moída de frango (peito ou sobrecoxa)
- 1 ovo batido
- 1 colher (sopa) de molho de tomate
- 3 colheres (sopa) de farinha de rosca
- 1 colher (sopa) de salsinha picada

Modo de preparo

Doure a cebola no azeite com a cenoura por alguns minutos, até a cebola ficar transparente. Junte essa mistura aos demais ingredientes e amasse tudo muito bem com as mãos. Forme os hambúrgueres e doure-os no azeite. Sirva-os cortados em 4 partes com um macarrãozinho ou batatas assadas!

Guarde bem esta receita! Você vai usar agora, com 8 meses, e por muitos e muitos meses. Os gêmeos ainda amam! Pode congelar depois de cozido.

ALMÔNDEGAS DE FRANGO

Rendimento: 20 almôndegas | Tempo de preparo: 20 min

Ingredientes

- 500 g de coxas de frango desossadas, cortadas em cubos
- 1 cenoura pequena ralada
- ½ beterraba pequena ralada
- 1 colher (sopa) de cebolinha picada
- Azeite

Modo de preparo

Em um processador, coloque as coxas de frango, a cenoura, a beterraba e a cebolinha. Processe tudo. Forme as bolinhas e congele as que não for utilizar. As que for cozinhar, asse em forno preaquecido a 180 °C entre 10 a 15 minutos, ou até que fiquem douradas em todos os lados. Sirva-as cortadas em 4 partes com brócolis no vapor e arroz!

Muito mais barato do que comprar almôndegas prontas, além de serem mais nutritivas e saborosas! Sempre tenho congeladas no freezer!

ESCONDIDINHO DE CARNE MOÍDA E PURÊ DE INHAME

Rendimento: 4 porções | Tempo de preparo: 30 min

Ingredientes

- 2 xícaras (chá) de inhames descascados e picados (300 g)
- 1 colher (sopa) de manteiga
- 1 cebola picada
- Azeite
- ½ dente de alho picado
- 500 g de carne moída da sua preferência
- 1 tomate sem sementes picado
- ½ maço de espinafre cozido
- 1 xícara (chá) de água
- 1 colher (sopa) de parmesão ralado

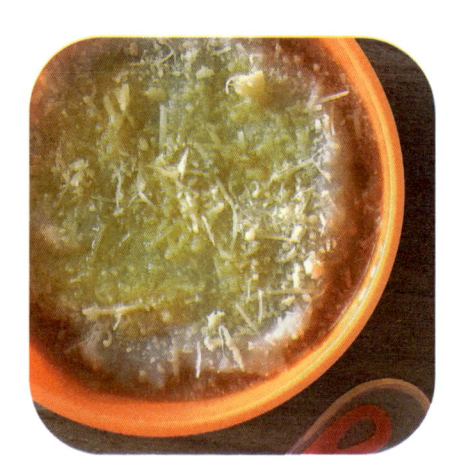

Modo de preparo

Purê: cozinhe os inhames no vapor. Quando estiverem cozidos, processe com um pouco da água do cozimento e a manteiga. Reserve.

Carne: doure a cebola no azeite. Acrescente o alho e logo em seguida a carne. Cozinhe bem. Adicione o tomate, o espinafre e a água. Cozinhe até a água secar, mas não completamente. (Queremos um escondidinho molhadinho, não é?) Monte o escondidinho com a carne por baixo, o purê de inhame por cima e o queijo parmesão finalizando tudo. Sirva ao bebê na colher. E acho que você também vai querer experimentar!

RAGU DE CARNE E LEGUMES COM CUSCUZ MARROQUINO

Rendimento: 2 porções | Tempo de preparo: 50 min

Ingredientes

- ½ xícara (chá) de cuscuz marroquino
- ¼ de xícara (chá) de água quente
- Azeite
- ½ cebola picada
- ½ dente de alho picado
- 200 g de coxão mole bem picadinho (ou músculo)
- 2 tomates italianos picados
- ½ abobrinha picada bem pequena
- ½ cenoura picada bem pequena
- Água

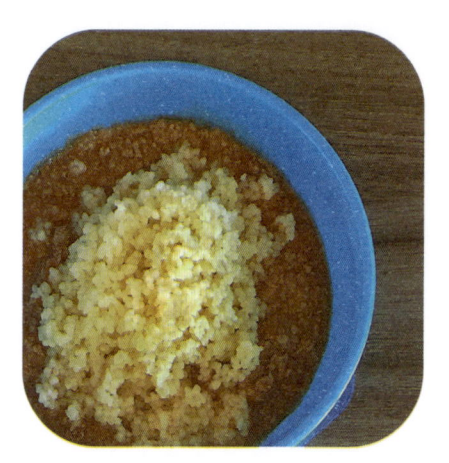

Modo de preparo

Hidrate o cuscuz marroquino na água bem quente por 5 minutos. Solte o cuscuz com um garfo e adicione uma colher (sopa) de azeite, misturando bem. Reserve. Para o ragu, doure a cebola no azeite, junte o alho e depois a carne. Em seguida junte os tomates italianos, a abobrinha e a cenoura. Complete com água até cobrir e cozinhe em fogo médio por 45 minutos. Passe esse molho no processador rapidamente, só para ficarem pedaços mais grossos. Sirva-o com o cuscuz.

Cuscuz marroquino é uma excelente carta na manga. Sempre tenho na despensa. Não conheço mais nada que fique pronto em 5 minutos!

BIFE DE FÍGADO, BRÓCOLIS NO VAPOR E PURÊ DE LEGUMES

Rendimento: 2 porções | Tempo de preparo: 50 min

Ingredientes

- 1 bife de fígado bovino médio, limpo
- 3 colheres (sopa) de leite integral
- 1 xícara (chá) de brócolis, em buquês pequenos
- 3 xícaras (chá) de vegetais variados picados (eu gosto de misturar mandioquinha, ervilhas, cenoura e vagem)
- 1 colher (sopa) de manteiga

Modo de preparo

Coloque o bife de fígado "de molho" no leite por pelo menos 30 minutos. Enquanto isso, faça o brócolis separado no vapor e reserve. Cozinhe todos os outros legumes em água e, quando estiverem prontos, escorra-os, reservando a água do cozimento. Amasse tudo rapidamente, adicionando um pouco da água se for necessário. Ficará um purê grosso, com pedaços.

Em uma frigideira, derreta bem a manteiga em fogo alto e coloque o bife de fígado. Doure por 2 minutos de um lado, abaixe o fogo e doure do outro lado por 1 minuto. Não cozinhe demais, senão ele ficará duro! Retire do fogo e deixe esfriar antes de cortar em fatias finas para servir. Deixe o bebê comer sozinho o bife e o brócolis, enquanto você complementa com o purê!

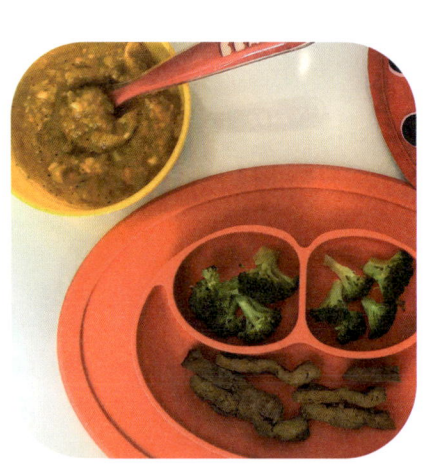

6 A 8 MESES

ALMÔNDEGAS DE CARNE

Rendimento: 20 almôndegas | Tempo de preparo: 20 min

Ingredientes

- 300 g de carne moída da sua preferência
- ¼ de xícara (chá) de aveia em flocos
- ¼ de xícara (chá) de purê de batata-doce
- 1 pitada de alho em pó
- Azeite

Modo de preparo

Misture todos os ingredientes, menos o azeite. Forme bolinhas com as mãos e congele as que não for utilizar. As que for cozinhar, asse em uma fôrma untada com azeite, em forno preaquecido a 180 °C entre 10 a 15 minutos, ou até que fiquem douradas de todos os lados. Sirva cortadas em 4 partes com polenta!

Outro clássico do freezer; os bebês amam e vão crescer amando!

TORTILLA ESPANHOLA VERSÃO BABY

Rendimento: 4 porções | Tempo de preparo: 30 min

Ingredientes

- 4 ovos batidos
- 2 xícaras (chá) de mandioquinha cozida, cortada em cubos
- 2 colheres (sopa) de queijo parmesão
- 1 pitada de sal
- 1 filé de fígado bovino, cortado em cubos
- Manteiga
- ½ cebola, cortada em cubos

Modo de preparo

Em uma tigela, misture os ovos, a mandioquinha, o parmesão e o sal. Reserve. Numa frigideira que possa ir ao forno, doure o fígado na manteiga. Retire e reserve. Doure então a cebola. Acrescente a mistura de ovos à frigideira, misturando bem com a cebola. Espalhe os pedacinhos de fígado por cima e leve ao forno por 20 minutos. Pode ser consumida quente ou em temperatura ambiente.

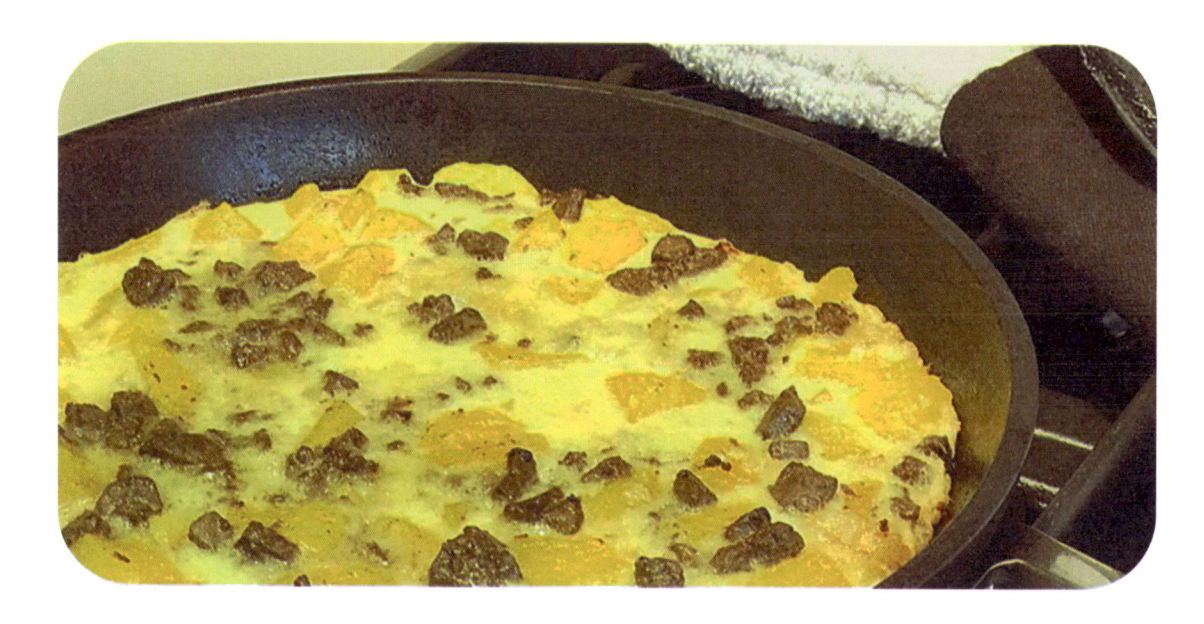

QUIBE DE ABÓBORA

Rendimento: 24 bolinhos | Tempo de preparo: 40 min

Ingredientes

- 1 ½ xícara (chá) de trigo para quibe
- 2 xícaras (chá) de água fervente
- ½ abóbora japonesa, cortada em cubos
- ½ cebola ralada
- 1 dente de alho picado, bem fino
- ½ xícara (chá) de cheiro-verde picado
- ¼ de xícara (chá) de hortelã picada
- 1 colher (café) de cominho em pó
- 2 colheres (sopa) de azeite

Modo de preparo

Hidrate o trigo para quibe com a água fervente. Asse os cubos de abóbora, amasse e reserve. Em uma tigela grande, misture o trigo já hidratado com todos os temperos. Por fim, junte a abóbora amassada e misture bem. Forme os bolinhos. Preaqueça o forno a 200 °C. Unte uma assadeira com azeite, disponha os quibes nela e pincele mais azeite sobre cada um. Asse-os por 30 minutos.

Você também pode congelar os quibes que não for usar depois de assados!

QUIBE ASSADO

Rendimento: 24 unidades | Tempo de preparo: 60 min

Ingredientes

- 1 xícara (chá) de trigo para quibe
- Água conforme necessário
- 500 g de carne moída de patinho
- 1 cebola ralada
- ½ maço de coentro bem picado
- 1 pitada sal e de cominho
- Azeite a gosto

Modo de preparo

Coloque o trigo para quibe de molho na água até que cubra todo o trigo por pelo menos 30 minutos. Enquanto isso, numa vasilha, coloque a carne moída com a cebola, o coentro, o sal, o cominho e o azeite. Misture tudo e reserve.

Depois que o trigo estiver bem hidratado, sem estar encharcado, misture-o com a carne que já está temperada. Faça os quibes e coloque-os em uma assadeira untada com óleo. Leve-os para assar em forno preaquecido a 180 °C por cerca de 20 minutos. Espere esfriar para congelar. Para consumir depois, basta descongelar em forno preaquecido (não recomendo micro-ondas).

6 A 8 MESES

PRIMEIRA PANQUECA DO BEBÊ

Rendimento: 4 panquecas | Tempo de preparo: 5 min

Ingredientes

- 1 banana bem madura
- 1 ovo batido
- Óleo de coco ou manteiga para fritar

Modo de preparo

Amasse bem a banana e misture-a ao ovo. Aqueça o óleo de coco ou derreta a manteiga em uma frigideira antiaderente. Adicione uma colher (sopa) da mistura na frigideira para cada panqueca. Frite por aproximadamente 2 minutos de cada lado. Sirva em seguida!

Você já pode introduzir novos elementos no café da manhã do seu pequeno! Novas texturas e sabores vão deixar a refeição ainda mais divertida!

WAFFLES INTEGRAIS

Rendimento: 2 waffles | Tempo de preparo: 10 min

Ingredientes

- ⅔ de xícara (chá) de farinha integral
- ⅓ de xícara (chá) de purê de maçã (p. 40)
- 2 ovos batidos
- 1 colher (chá) de canela
- ⅓ de xícara (chá) de leite de coco (p. 64)

Modo de preparo

Misture a farinha, o purê de maçã, os ovos e a canela. Aos poucos, adicione o leite de coco, até chegar ao ponto. A mistura não pode ficar líquida, mas, sim, cremosa. Aqueça a máquina de waffles e cozinhe-os até ficarem dourados.

Uma geleia de damasco combina muito bem com eles e é muito simples de preparar: deixe 20 damascos secos picados de molho em 1 xícara (chá) de suco de laranja por 4 horas. Transfira para um processador, adicione uma pitada de sal e bata tudo. Dura uma semana na geladeira.

6 A 8 MESES

MUFFINS DE BANANA COM AVEIA

Rendimento: 12 muffins | Tempo de preparo: 45 min

Ingredientes

- 2 bananas amassadas
- 2 ovos batidos
- 1 xícara (chá) de farinha de aveia
- ½ xícara (chá) de aveia em flocos
- ½ xícara (chá) de farinha de trigo
- 1 colher (chá) de canela
- 1 colher (chá) de fermento em pó
- 1 colher (sopa) de manteiga derretida
- 1 colher (sopa) de maple syrup ou melado de cana

Modo de preparo

Misture todos os ingredientes exatamente na sequência da lista, despeje em forminhas de muffins untadas e leve ao forno preaquecido a 180 °C por 40 minutos, ou até que, ao espetar um palito dentro, ele saia limpo!

Começaram a comer com 8 meses e não pararam até hoje! Faço a cada 15 dias por aqui.

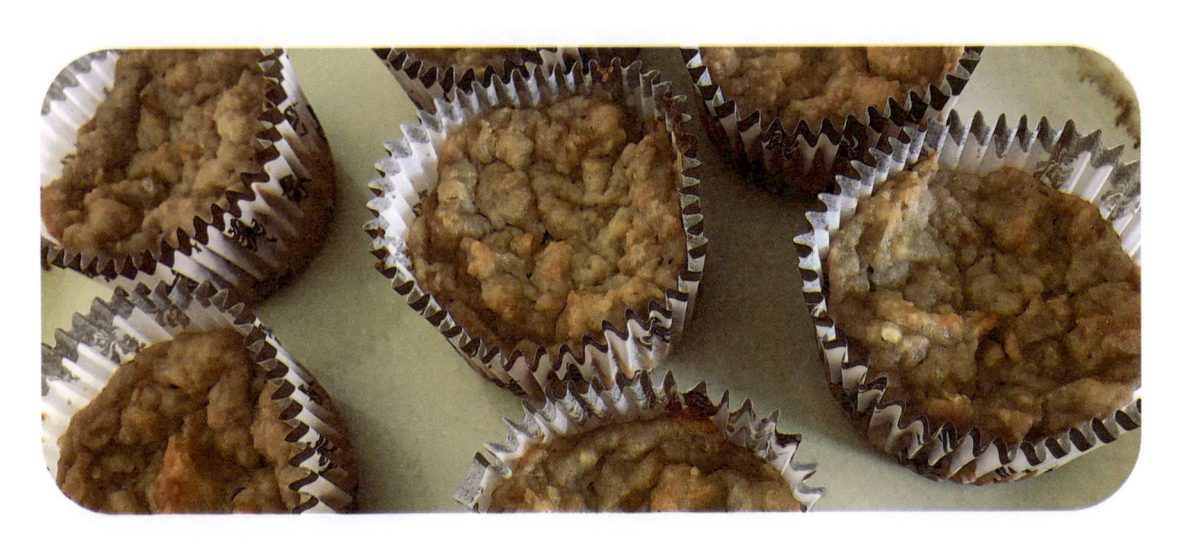

RECEITAS 6 A 8 MESES

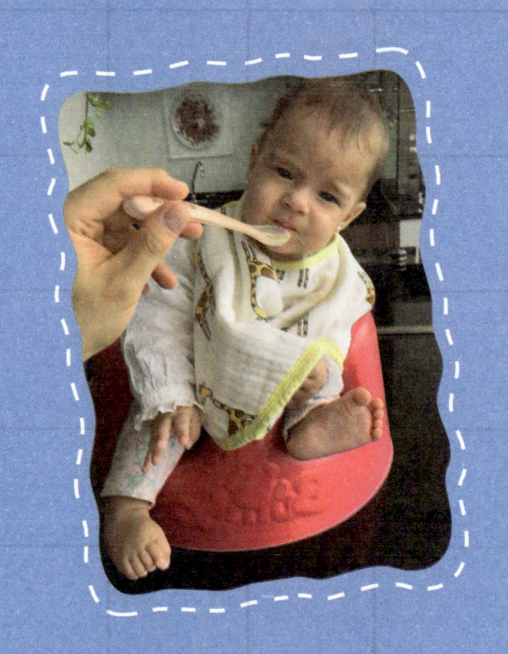

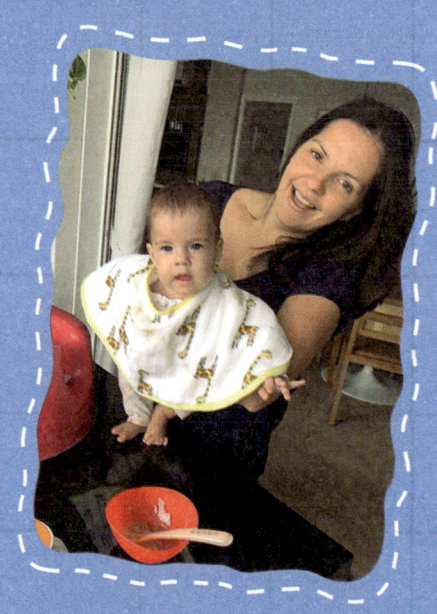

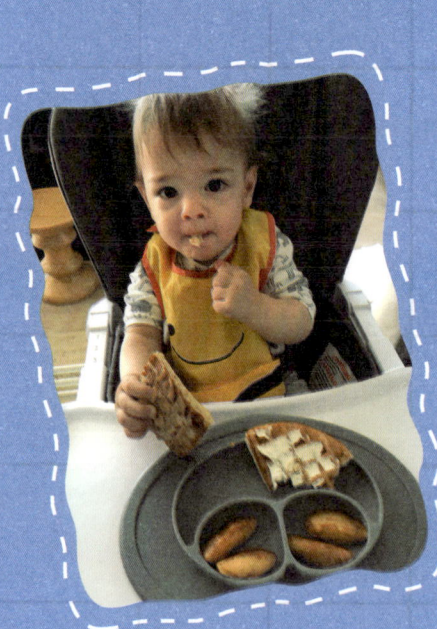

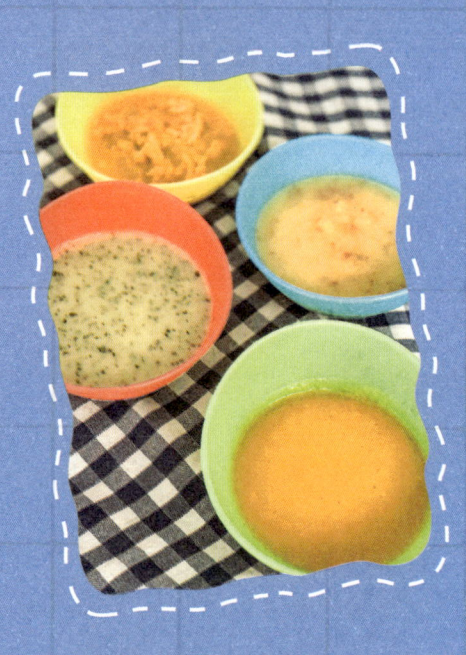

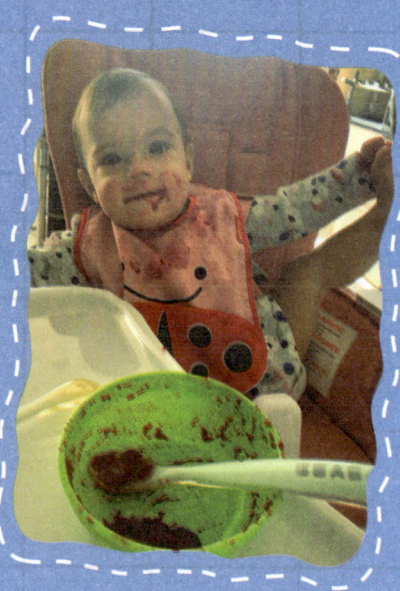

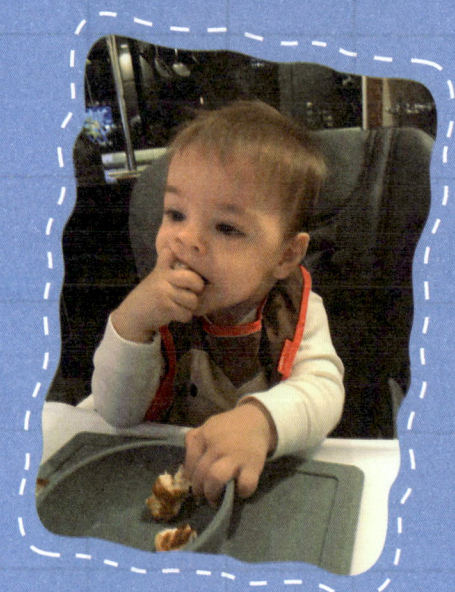

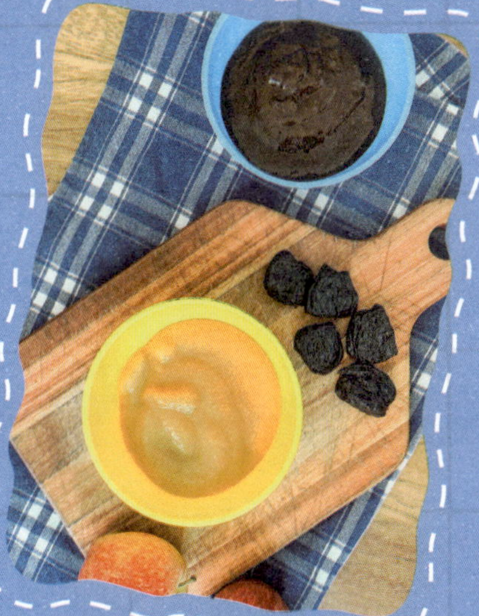
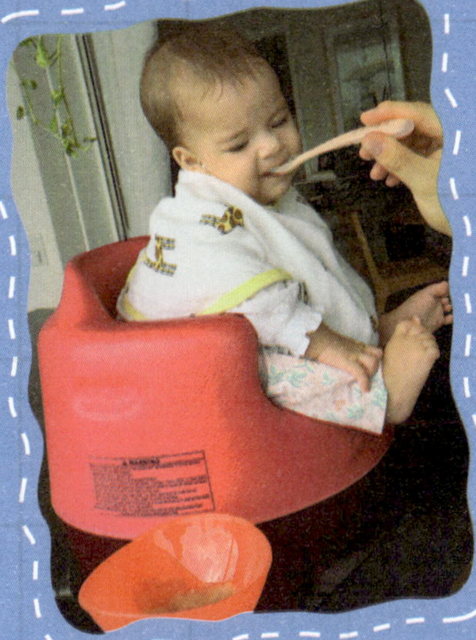
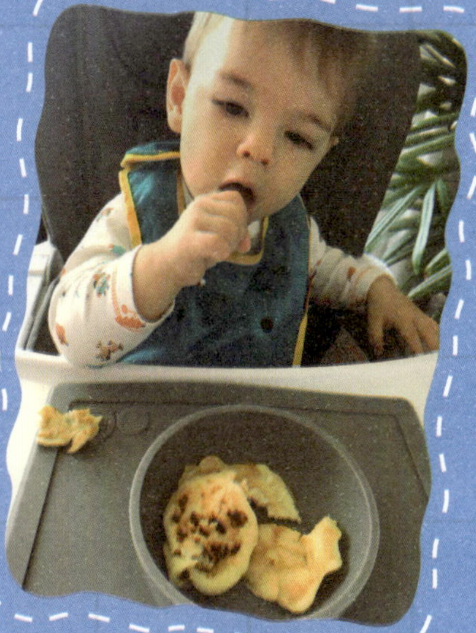
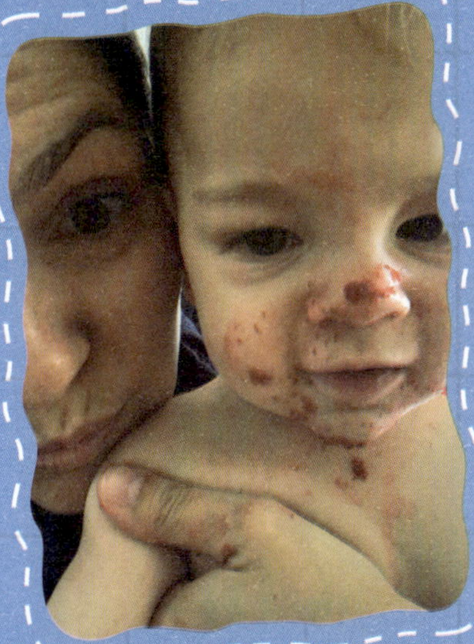
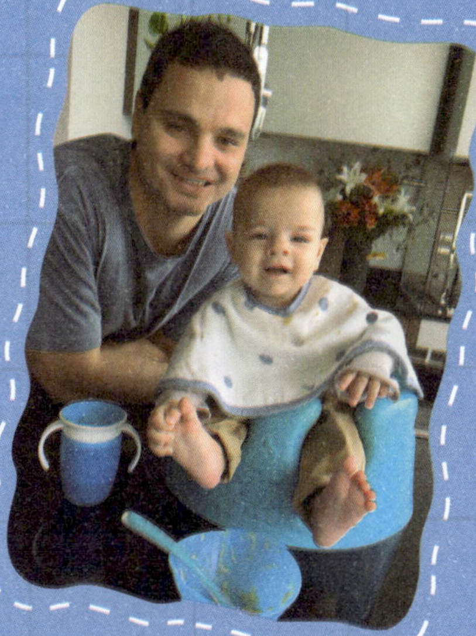
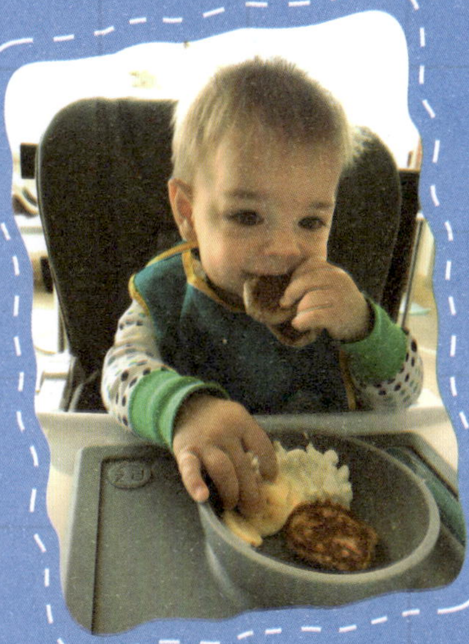

9 A 12 MESES

INTRODUÇÃO

Parece que não tem mais bebezinho em casa. Comendo bonitinhos com as mãos, batendo pratões que já parecem e muito com os de adultos, sinalizando claramente quando estão satisfeitos ou querendo mais.

Muitos alimentos novos já fazem parte da rotina: todos os legumes, carnes, ovos, peixes (salvo o atum); todas as frutas, cereais, raízes, tubérculos e leguminosas. Agora é a hora de apostar nas combinações diferentes e ousadas. De se divertir cozinhando para seu pequeno. De curtir com ele cada nova experiência.

Também é quando a atmosfera da refeição já começa a influenciar. Pode ser que às vezes ele fique entediado. O recomendado por especialistas é que a refeição aconteça com toda a família, sem distrações, para que a criança tenha bons exemplos, preste atenção no que está comendo, aprecie a comida e saiba dizer quando está satisfeita. Nessa fase, aqui em casa, precisei usar de algumas estratégias para trazer essa atmosfera. Podia ser um brinquedo ou um livro, mas também acabei introduzindo o tablet com desenhos na hora das refeições. Foi a melhor solução? Não sei. Mas foi o que funcionou com os gêmeos por aqui. Sem culpa!

Meu foco sempre foi criar "pessoinhas" apaixonadas por comida, exatamente como a mamãe aqui. Já disse e repetirei mil vezes: a hora da refeição precisa ser um momento feliz, alegre e tranquilo, sem choros de forma alguma. Somente boas emoções ligadas à comida.

Com isso em mente, e levando em consideração o desenvolvimento psicomotor dos bebês, não se engane: você vai precisar de ajuda, sim! E isso é normal! Talvez você seja super-hábil em criar histórias e fazer caras e bocas. Ótimo. Mas, se não for, não se culpe por usar de instrumentos externos para acalmar seu bebê e deixá-lo feliz com a comida na frente dele.

Tudo é temporário e transitório, menos a sensação que ele vai criando na hora das refeições. Essa fica para sempre. O importante é não perder o foco do que você quer para seu filho em longo prazo.

Nessa fase, por precaução e excesso de zelo, eu ainda não oferecia frutos do mar, proteínas cruas, chocolate, mel, sal e açúcar (eles começaram a comer esses três últimos com 12 meses, com moderação até hoje)[1]. Os carboidratos passaram a ser oferecidos diariamente, e com glúten, porque

---

1. Sempre é bom lembrar que este livro é um retrato da minha experiência enquanto mãe, daí que as recomendações médicas podem ser um tanto diferentes: açúcar, chocolate e mel não são recomendados até os 24 meses. Com relação a alimentos crus à base de proteínas, não há uma recomendação geral, mas sugere-se introduzi-los a partir dos 24 meses. Sal pode ser usado com moderação desde os 6 meses, tal como os frutos do mar.

lembram que falei lá no começo sobre a "janela de oportunidade" para introdução de alimentos com potencial alergênico? Pois agora entram com tudo glúten, morango, kiwi, iogurtes e folhas cruas.

O Gabriel já tinha uns 6 dentes nessa época, e a Alice continuava sem nenhum. Os dois comiam da mesma forma. Nessa idade também troquei os talheres. Antes eram aquelas colheres estreitas e compridas, próprias para alimentar bebês, aí comprei umas de "estágio 2", menores e mais gordinhas, para eles pegarem sozinhos.

Agora, falando das receitas, temperos básicos estão não só liberados, como incentivados: cebola, alho, salsinha, sal, pimenta e temperos naturais em geral. Tudo com moderação, claro, mas queremos oferecer pratos saborosos e interessantes. A ordem é oferecer pratos mais complexos com texturas variadas!

Neste capítulo, mostro uma boa parte dos menus que eles comiam. Pratos feitos, atrativos visualmente e ricos no paladar. Novidades sempre, seja no ingrediente, seja na forma de preparo. Amava quando eles chegavam à mesa curiosos (chegam assim até hoje) para ver o que tinha no prato! As receitas a seguir podem ser servidas no café da manhã, no almoço ou no jantar. Depende de você! Os bebês nessa idade ainda não têm noção da diferença entre refeições, como nós, adultos. Então, se o tempo apertou, pode fazer omelete para o jantar, sim! Ainda mais se acrescentar um espinafre nele e acompanhar com waffles.

Utilize esses pratinhos prontos como inspiração de combinações novas e atraentes de fazer um alimento; enfim, inspire-se! Tenho certeza de que seu bebê vai se apaixonar por sua comida!

PÃO DE QUEIJO COM CHIA

Rendimento: 12 unidades | Tempo de preparo: 45 min

Ingredientes

- 1 xícara (chá) de queijo meia cura ralado
- ½ xícara (chá) de queijo parmesão ralado
- 1 ½ xícara (chá) de polvilho azedo
- 1 colher (sopa) de sementes de chia
- 1 ovo
- 4 colheres (sopa) de azeite
- 1 colher (café) de sal

Modo de preparo

Misture bem todos os ingredientes com as mãos até que forme uma massa homogênea. Faça bolinhas de cerca de 3 centímetros de diâmetro. Coloque-as em uma assadeira untada, com espaço de 5 centímetros entre uma e outra. Leve-as ao forno preaquecido a 180 °C por 30 minutos ou até que estejam ligeiramente douradas.

Você também pode congelar os pãezinhos, já que as crianças comerão somente 1 unidade.

MUFFINS DE OVO E ESPINAFRE

Rendimento: 4 muffins | Tempo de preparo: 25 min

Ingredientes

- ½ xícara (chá) de espinafre
- 2 ovos batidos
- Spray de óleo de coco ou manteiga para untar a fôrma

Modo de preparo

Pique bem o espinafre, junte-o aos ovos e coloque a mistura em forminhas de muffins untadas. Asse em forno preaquecido a 180 °C por 20 minutos ou até que o centro não esteja mais líquido.

BANANA COM PASTA DE AMENDOIM, PERA COM QUEIJO COTTAGE E MUFFINS DE BANANA COM AVEIA

Rendimento: 1 porção | Tempo de preparo: 5 min

Para um café da manhã nutritivo e completo, combine bananas cortadinhas em bastões com pasta de amendoim por cima, peras em meia-lua com uma boa colherada de queijo cottage e os muffins de banana com aveia, cuja receita está descrita no capítulo anterior (p. 79)!

Você estimula o paladar do bebê com a mistura de sabores e ainda fornece muita energia para começar bem o dia!

Para a pasta de amendoim, basta bater no processador 2 xícaras (chá) de amendoim torrado, sem casca, por 15 minutos, até formar uma pasta.

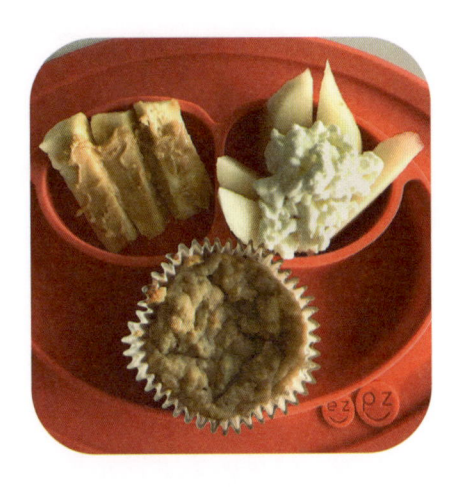

OMELETE DE ESPINAFRE RECHEADO COM QUEIJO E WAFFLES COM REQUEIJÃO

Rendimento: 2 porções | Tempo de preparo: 5 min

Ingredientes

- 1 colher (sopa) de manteiga
- 2 ovos batidos
- ½ xícara (chá) de espinafre, bem picado
- 1 fatia de queijo cottage (ou outro de sua preferência)

Modo de preparo

Derreta a manteiga em fogo alto e coloque os ovos misturados com o espinafre. Quando assentar, abaixe o fogo, coloque a fatia de queijo por cima e dobre. Cozinhe por mais 1 minuto ou 2, aproximadamente, até não ver mais líquidos na massa. Sirva morninho.

Waffles (p. 78), eu gosto de fazer bastante e congelar. Aí é só descongelar diretamente na torradeira, passar um queijo cremoso por cima, e está pronto.

O segredo da omelete perfeita? Fogo alto no início para selar bem o interior, e em seguida fogo bem baixo para cozinhar lentamente sem secar!

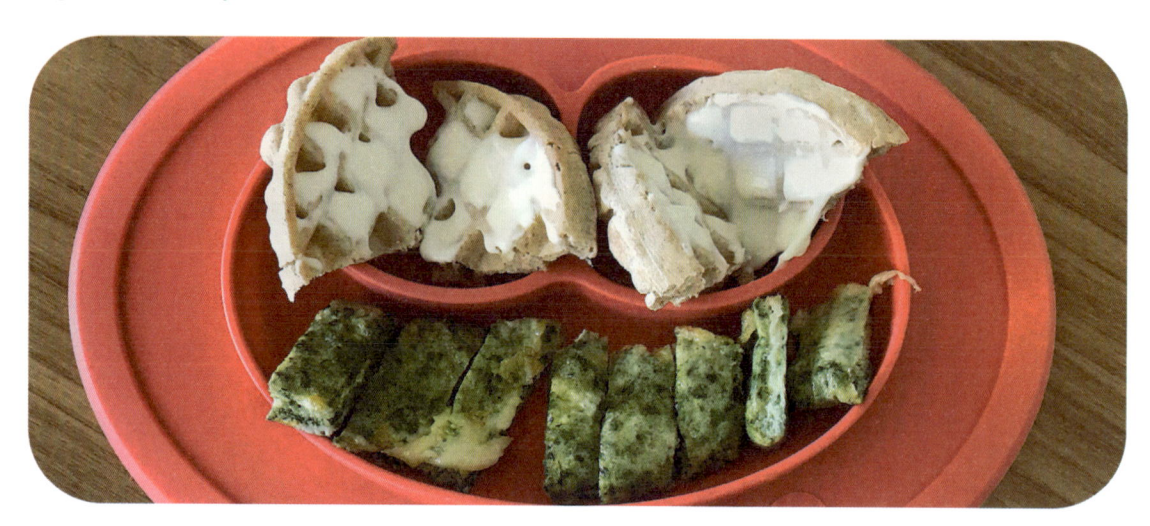

9 A 12 MESES

UVA, TANGERINA, WAFFLES COM CREME DE RICOTA E BANANA COM PASTA DE AMENDOIM

Rendimento: 1 porção | Tempo de preparo: 5 min

Olha a pasta de amendoim aqui de novo, nas bananas! Meus gêmeos comem desse jeito até hoje, e não pretendo mudar tão cedo.

Uvas são uma delícia, mas requerem cuidado especial. Até os 4 anos, corte-as ao meio. O risco de engasgo diminui muito dessa forma. Das tangerinas, eu sempre tiro as sementes.

E os waffles do capítulo anterior (p. 78) vão te acompanhar por bastante tempo! Para o creme de ricota, basta amassar a ricota com um fio de azeite e pronto. Eu nunca perco a chance de colocar algum sabor extra, seja queijo ou alguma geleia sem açúcar ou sem adoçante!

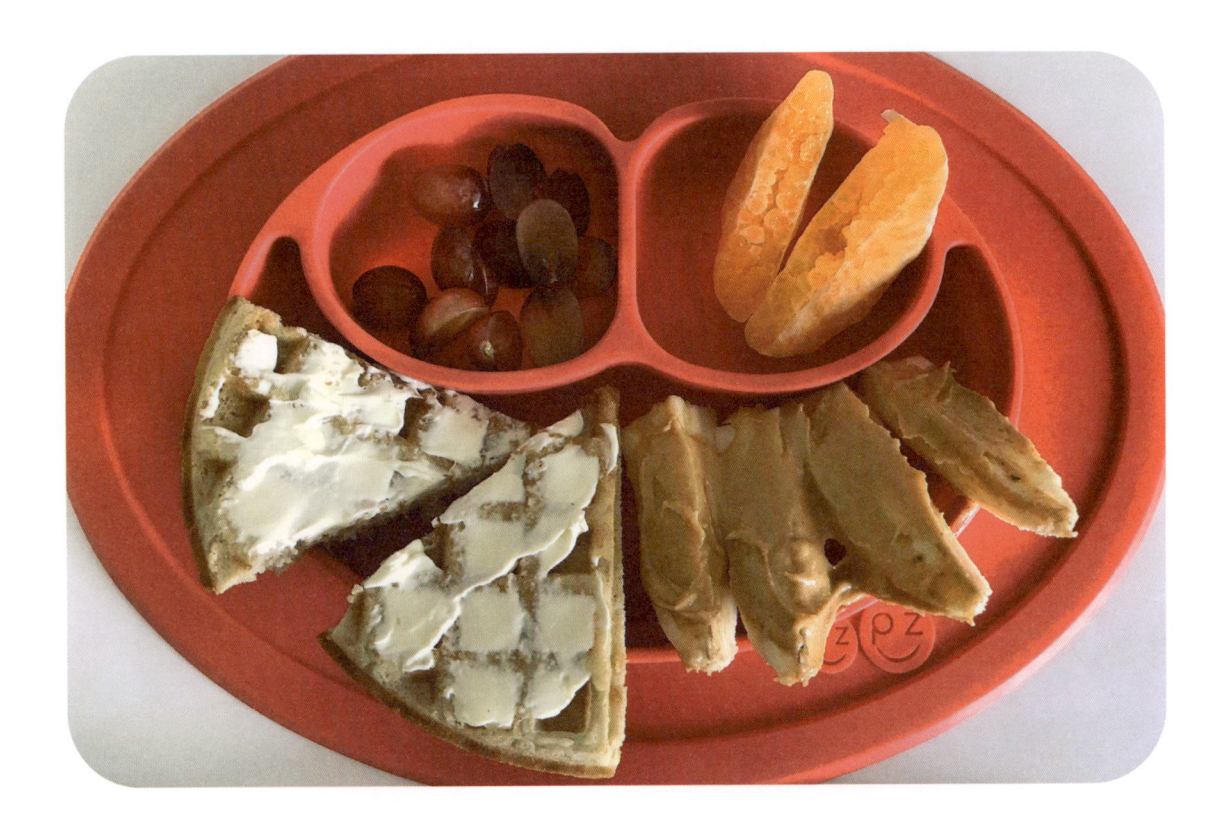

MAÇÃ COM CANELA, LARANJA, MORANGO, MELÃO E PANQUECAS COM CREME DE RICOTA/ DOCE DE AMEIXA

Rendimento: 1 porção | Tempo de preparo: 5 min

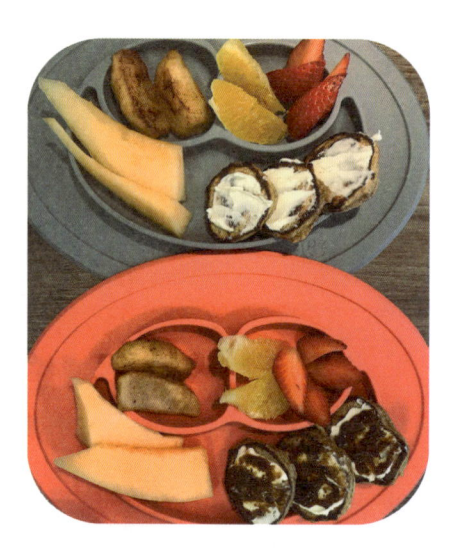

Aqui estão as maçãs com canela do capítulo anterior (p. 44) em uso neste pratão de café da manhã. Junte a elas mais algumas frutas e panquequinhas. Pronto!

Um detalhe importante aqui: nesta época, a Alice tinha o intestino mais preso e ela sofria, tadinha. Gabriel, não, sempre foi solto; às vezes, até demais.

Então eu fazia este doce de ameixa caseiro e dava um jeito de incluir em todas as refeições dela. A receita é muito fácil: cozinhe em água, por 30 minutos, 2 xícaras (chá) de ameixa seca sem caroço. Quando esfriar, bata no processador, juntando um pouquinho da água do cozimento para dar o ponto. Pronto!

Era um santo remédio para a Alice!

TORRADA COM PASTA DE ABACATE E LIMÃO, AMORAS E MANGA

Rendimento: 1 porção | Tempo de preparo: 5 min

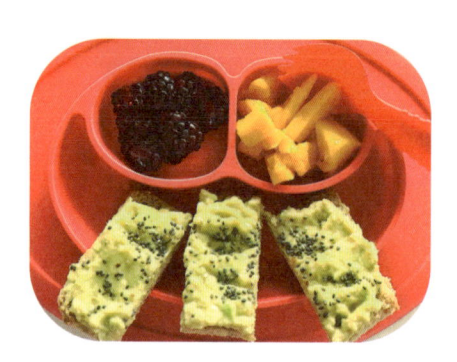

Eu amo comer esta pasta de abacate, e como eles também amaram desde a primeira vez, virou figurinha carimbada aqui em casa.

Para fazer, amasse bem o abacate com um garfo, pingue umas gotinhas de limão para ele não escurecer e finalize com sementes de chia por cima!

Amoras e mangas complementam este prato, mas bananas e laranjas também combinam muito bem com abacate!

MANGA, IOGURTE INTEGRAL COM CREME DE AMENDOIM E SEMENTE DE CHIA, KIWI DOURADO E BANANAS

Rendimento: 1 porção | Tempo de preparo: 5 min

Eis outro jeito de utilizar a pasta de amendoim: derreta-a no micro-ondas, até que ela fique bem líquida, e coloque-a por cima de um iogurte natural sem sabor (a melhor opção de iogurte para seu bebê).

As sementes de chia completam, porque são antioxidantes e contêm Ômega 3 e fibras, que são superimportantes para uma alimentação saudável.

As frutas podem ser servidas descascadas e em pedaços, para que os pequenos comam sozinhos. Os kiwis têm potencial alergênico, assim como o morango, mas, se introduzidos na janela imunológica dos 6 meses, já podem ser utilizados em vários preparos!

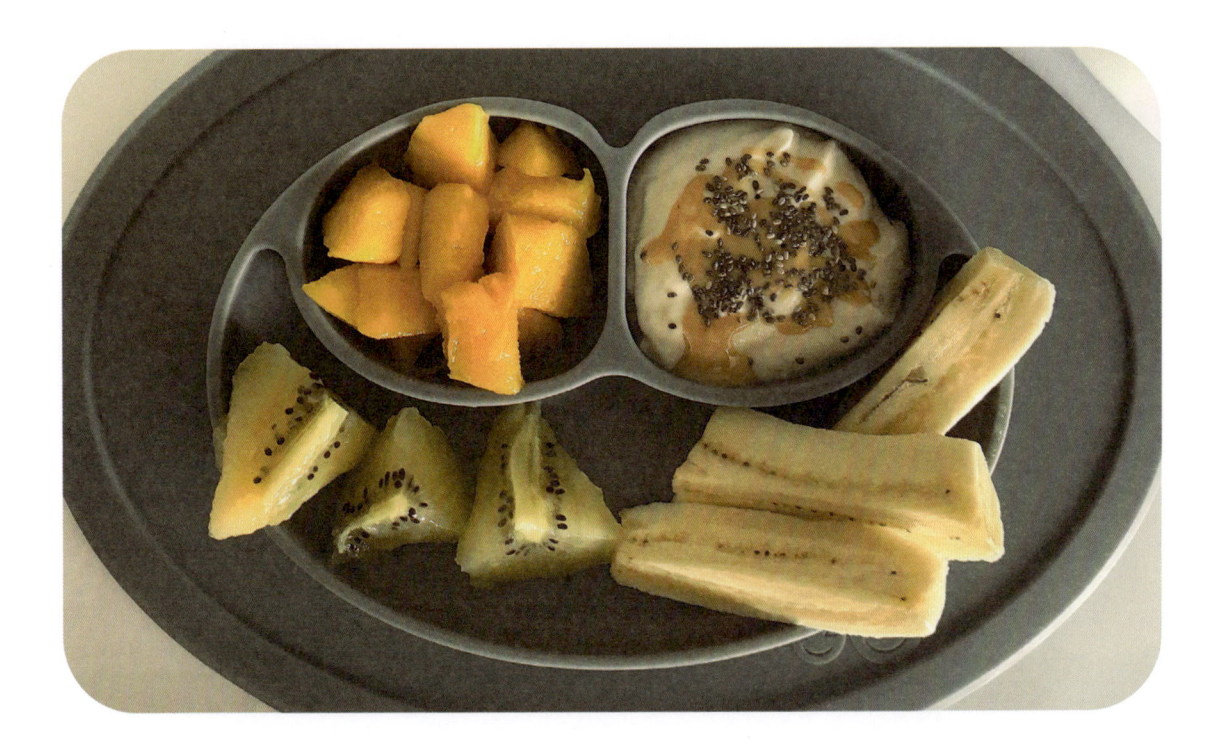

COUVE-FLOR, PEPINO, PÃOZINHO DE CHIA E MUFFINS DE OVO E ESPINAFRE

Rendimento: 1 porção | Tempo de preparo: 5 min

Quer mais uma forma de oferecer a chia? Em pãezinhos de queijo! Agora eles já conseguem comer sozinhos com as mãos e vão amar, sem falar que você faz vários, congela e fica com essa carta na manga para os dias corridos ou sem inspiração.

Os muffins de ovo e espinafre também são outra carta na manga. Ficam prontos muito rápido, e as crianças amam. Riquíssimos em proteína.

Couve-flor no vapor e pepinos frescos dão um bom contraste de texturas no prato.

Veja as receitas do pão de queijo e dos muffins nas páginas 86 e 87!

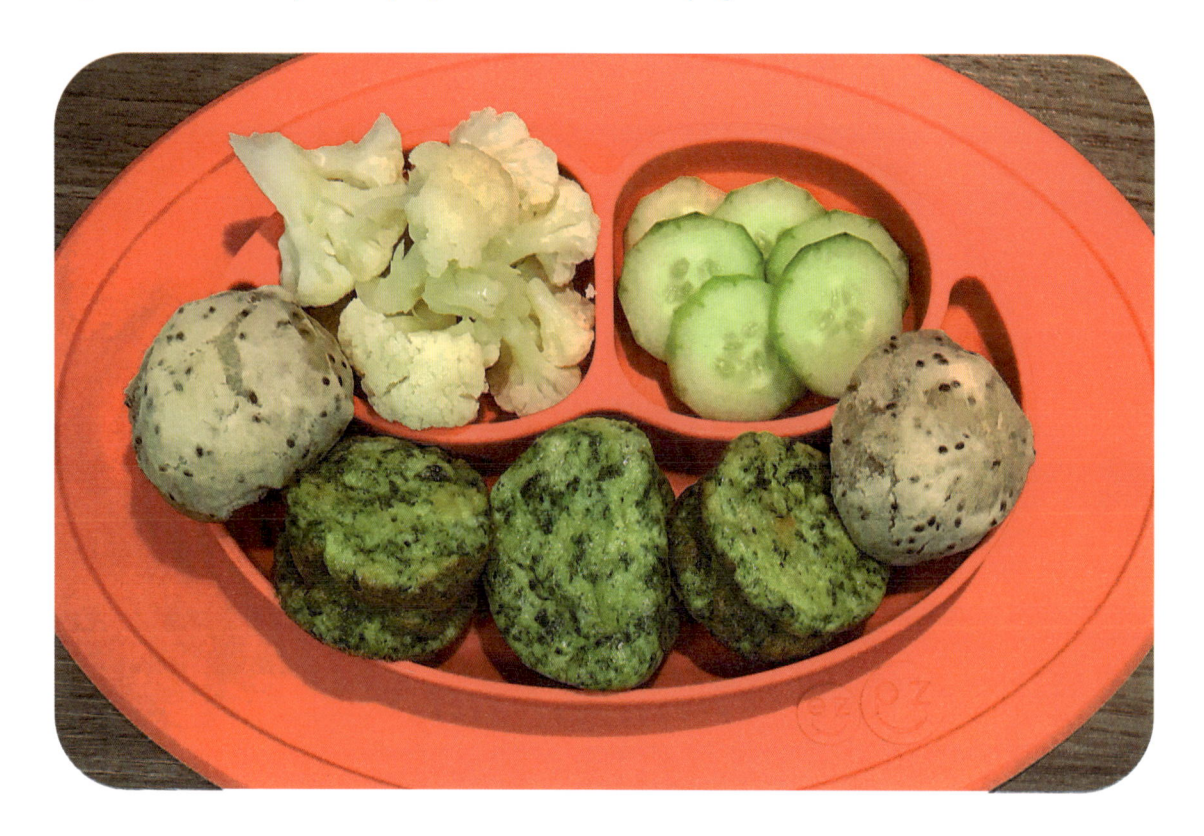

TOMATE E SALSÃO COM MOLHO RANCH, BATATA-DOCE ASSADA, PURÊ DE MAÇÃ E PEIXE BRANCO NA MANTEIGA

Rendimento: 2 porções | Tempo de preparo: 25 min

Várias novidades aqui, mas a principal delas é afinar a coordenação motora com tomates, salsão e molho ranch. Eu compro o molho ranch pronto (meu favorito), mas um molho à base de iogurte faz o mesmo papel: basta misturar 1 xícara (chá) de iogurte natural, 2 colheres (sopa) de azeite e uma pitada de sal. Sugiro que você, na frente do bebê, molhe seu tomate no molho e saboreie-o. Tenho certeza de que ele vai tentar repetir!

As batatas-doces são assadas no forno com azeite e tomilho. Corte a batata-doce bem lavada em bastões, com a casca, tempere com azeite e tomilho e leve ao forno preaquecido a 180 °C até amolecer.

Maçãs combinam muito bem com batata-doce, sabia? Fiz esse purezinho só cozinhando as maçãs descascadas no vapor e processando. É também uma forma de o bebê praticar o uso da colher.

Por fim, para o peixe, só cortei em tirinhas e dourei em manteiga derretida. Também pode ser óleo de coco. Lembrando que um pouquinho de gordura é essencial para o desenvolvimento dos bebês!

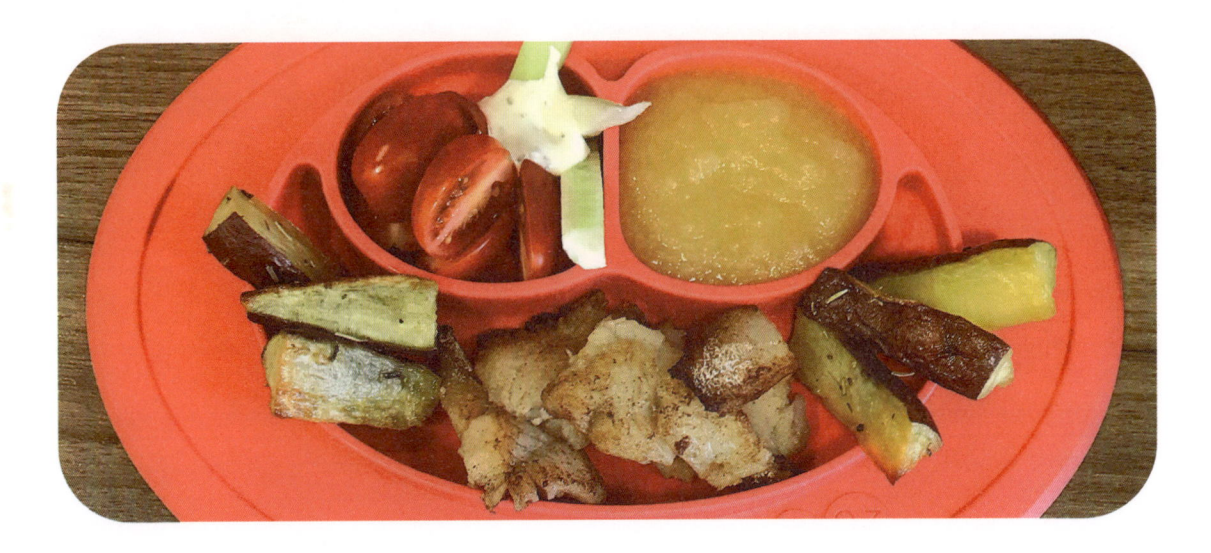

PEQUENOS GOURMETS

LEGUMES NO VAPOR, MACARRÃO GRAVATINHA E "FINGERS" DE PEIXE BRANCO

Rendimento: 2 porções | Tempo de preparo: 15 min

A diferença do peixe anterior para este? A farinha de pão! Pense nele como "nuggets caseiros de peixe". Não tem criança que não ame!

É só passar o peixe em farinha de pão e dourar em manteiga derretida. Eu gosto de pescada-branca e linguado para fazer este prato.

Depois, é só acompanhar com vários legumes no vapor e um macarrãozinho gravatinha ou qualquer outro da preferência da criança. Fica um prato lindo, colorido e divertido!

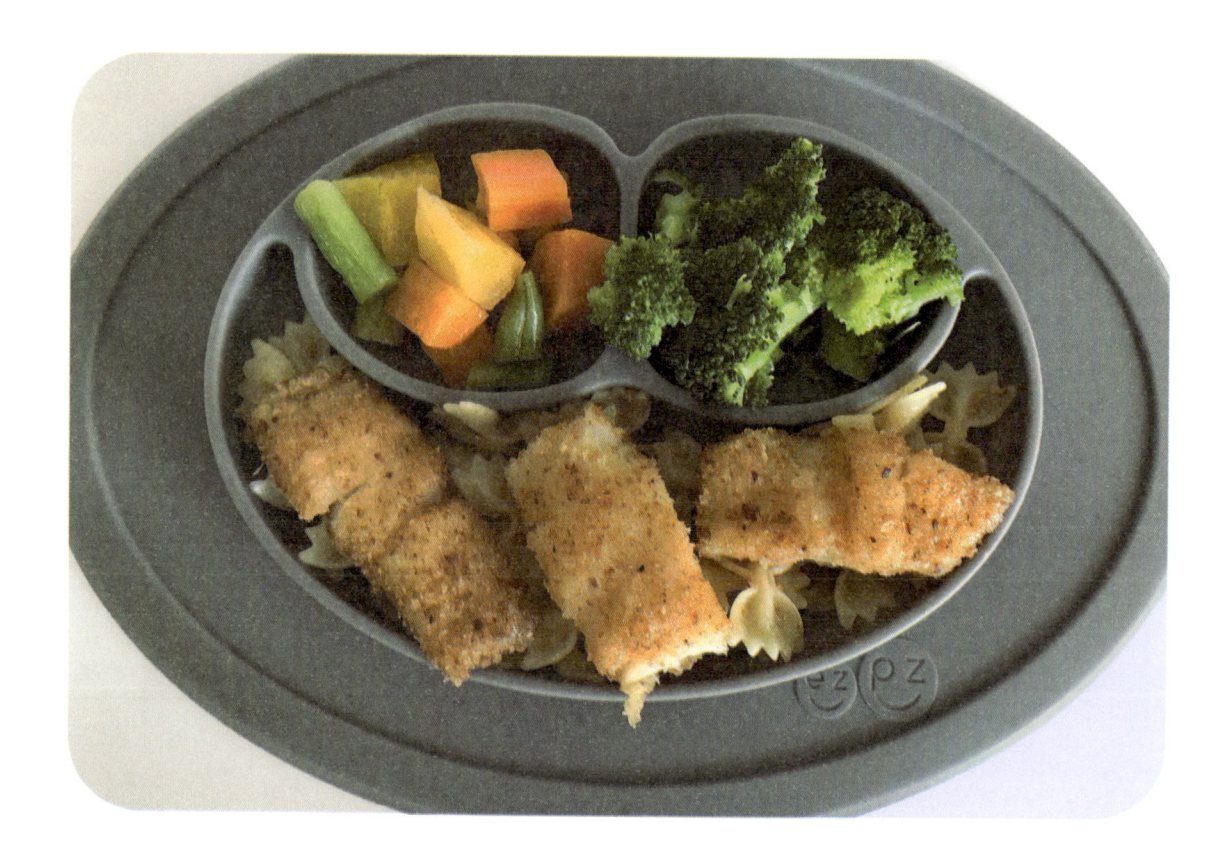

9 A 12 MESES

BRÓCOLIS, CENOURA BABY, BATATA-DOCE E SOBRECOXA DE FRANGO ASSADA

Rendimento: 2 porções | Tempo de preparo: 25 min

Minha versão de canja de galinha para os dias de baixo-astral, resfriado, crises alimentares etc.

Brócolis, cenoura e batata-doce no vapor, tudo bem mole e fácil de comer. O frango, do qual, confesso, não sou muito fã, por isso a escassez de receitas aqui, vem na forma de sobrecoxa assada.

Gosto de temperar com alho e salsinha, rego com azeite e cubro com papel-alumínio. Cozinho até ficar bem assado, tiro o papel-alumínio e deixo dourar um pouquinho.

Daqueles pratos que não têm erro!

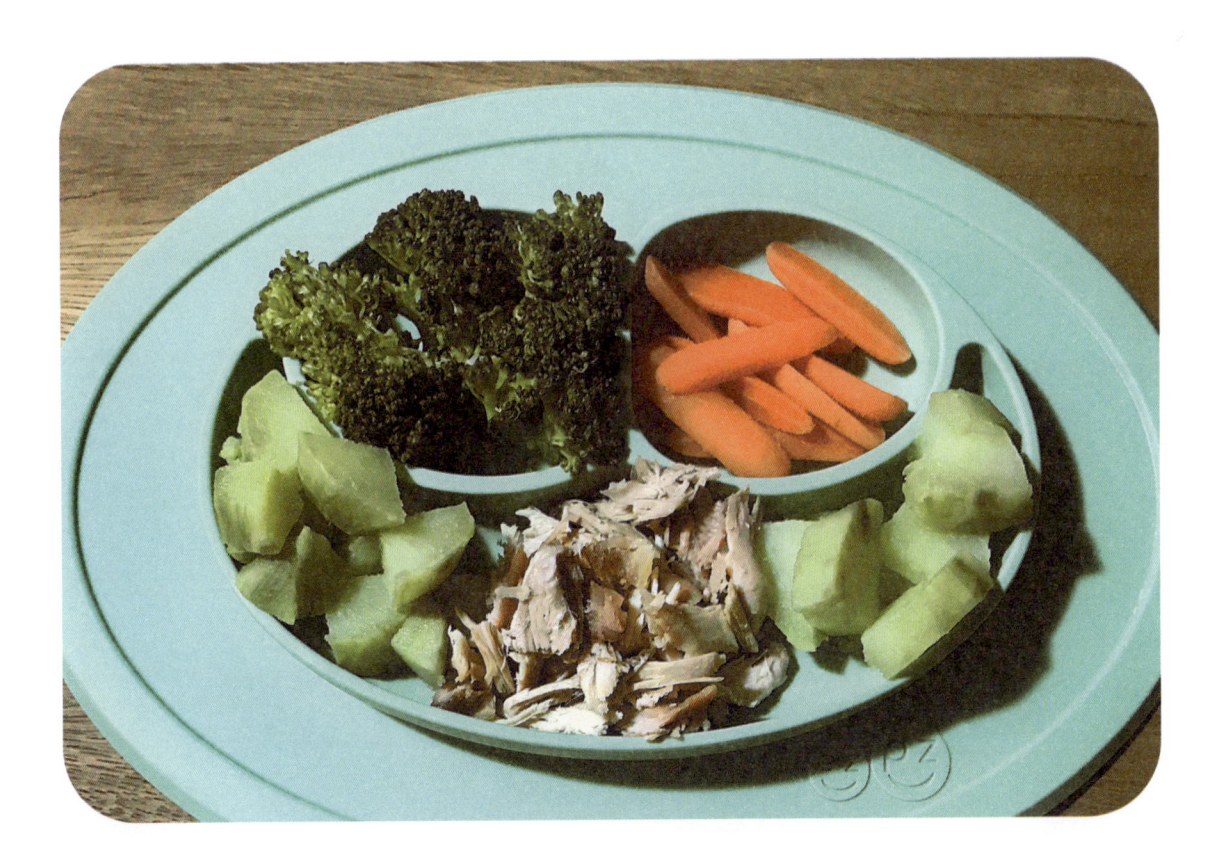

PEQUENOS GOURMETS

OMELETE COM BRÓCOLIS, ABÓBORA ASSADA, TORRADA COM CREME DE RICOTA E QUEIJO BRANCO EM CUBOS

Rendimento: 2 porções | Tempo de preparo: 35 min

A novidade deste prato é a abóbora assada com azeite, alecrim e maple syrup. Mais adiante, depois dos 12 meses, eu substituo por mel, mas, por enquanto, um vidrinho 100% de maple syrup resolve nossa vida. Basta cortar 2 xícaras (chá) de abóbora de sua preferência (eu gosto da japonesa/cabotiá) em cubos, temperar com azeite, alecrim e 2 colheres (sopa) de maple syrup e levar para assar no forno até amolecer.

Foi com ela que eu introduzi o alecrim no cardápio deles, logo cedo.

A mesma técnica da omelete anterior serve para esta, só que sem o espinafre. Já tem verdinho no brócolis cozido no vapor, minha forma favorita de prepará-lo! Queijo branco em cubos e torradinhas com queijo cremoso completam uma refeição balanceada, sim, mas acima de tudo incrivelmente interessante!

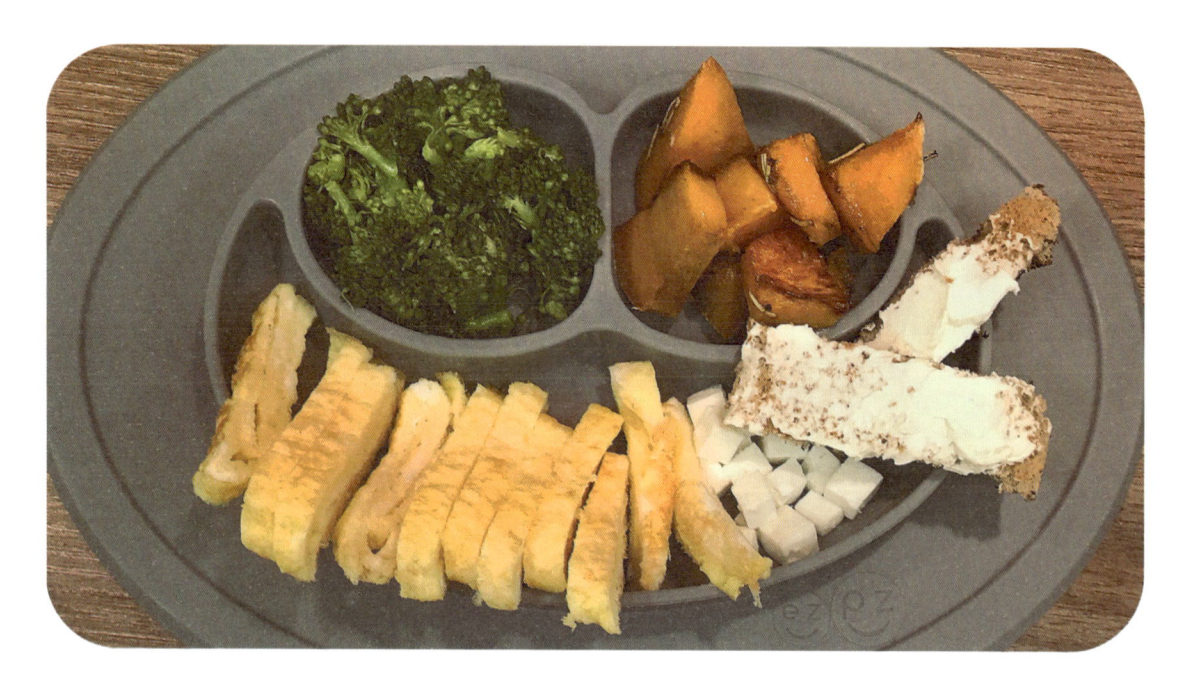

SALMÃO ACOMPANHADO DE CENOURAS NO VAPOR, BRÓCOLIS, MUÇARELA DE BÚFALA E QUIBE DE ABÓBORA

Rendimento: 2 porções | Tempo de preparo: 20 min

Salmão no vapor é meu aliado aqui em casa há muito tempo. Ele não precisa de nada de tempero. Só fazendo no vapor, os sabores são realçados e a textura fica maravilhosa, uma seda na boca! Esse é um prato em que a simplicidade reina e a praticidade também!

Cenoura, brócolis e salmão no vapor, muçarela de búfala cortada e quibe de abóbora do capítulo anterior (p. 75), congelado previamente. É só descongelar no forninho.

Tudo pronto em 20 minutos!

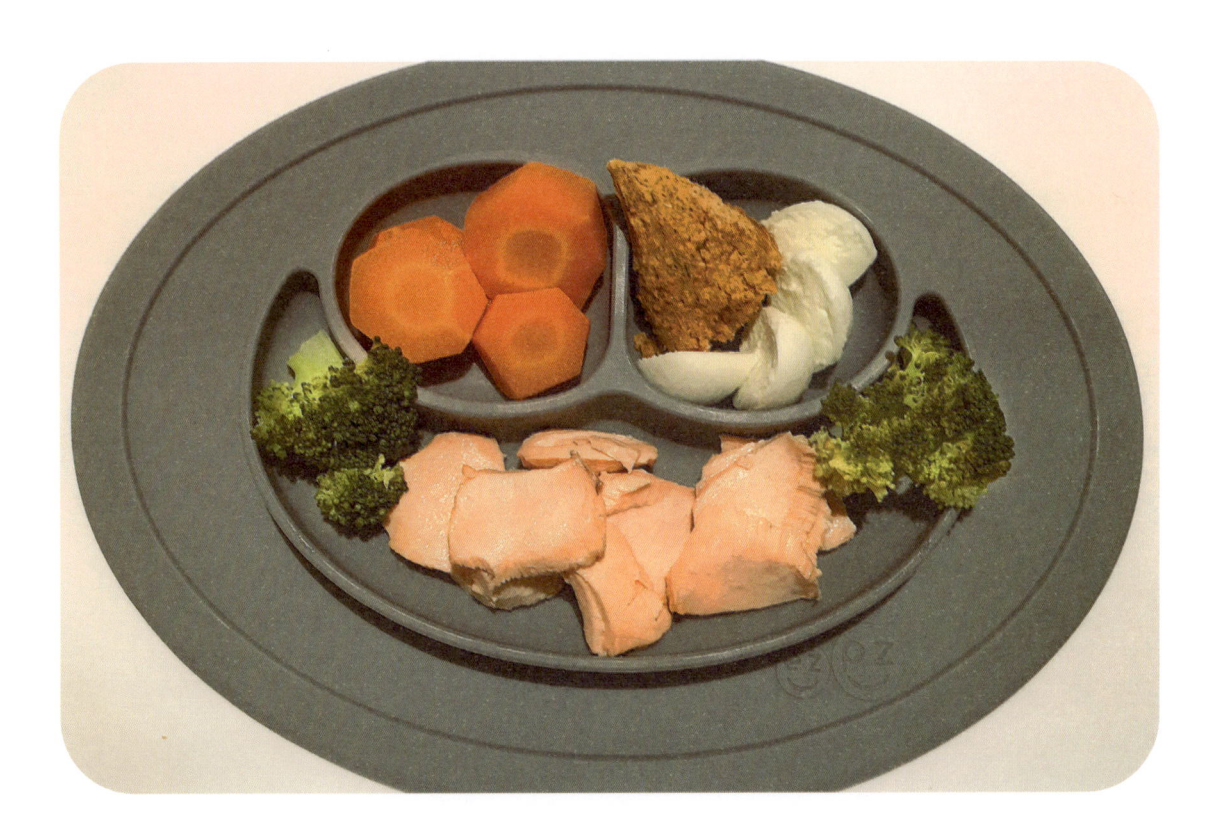

QUEIJO QUENTE ENRIQUECIDO, TOMATINHOS E PEPINO COM MOLHO RANCH E PURÊ DE MAÇÃ

Rendimento: 2 porções | Tempo de preparo: 15 min

Monte o sanduíche com duas fatias de pão, recheie com duas fatias de queijo e, entre elas, coloque beterraba e cenoura raladas. Derreta então uma colher (sobremesa) de manteiga numa frigideira em fogo médio. Doure o sanduíche dos dois lados. Fica delicioso! Um sanduíche natural saboroso e cheio de vitaminas para a criançada.

Junte-se a isso tomates, pepino, molho ranch e o purê de maçã de sempre (p. 40). Um belo almoço ou jantar, divertido e interessante. Daqueles em que o bebê abre um sorriso quando vê o prato!

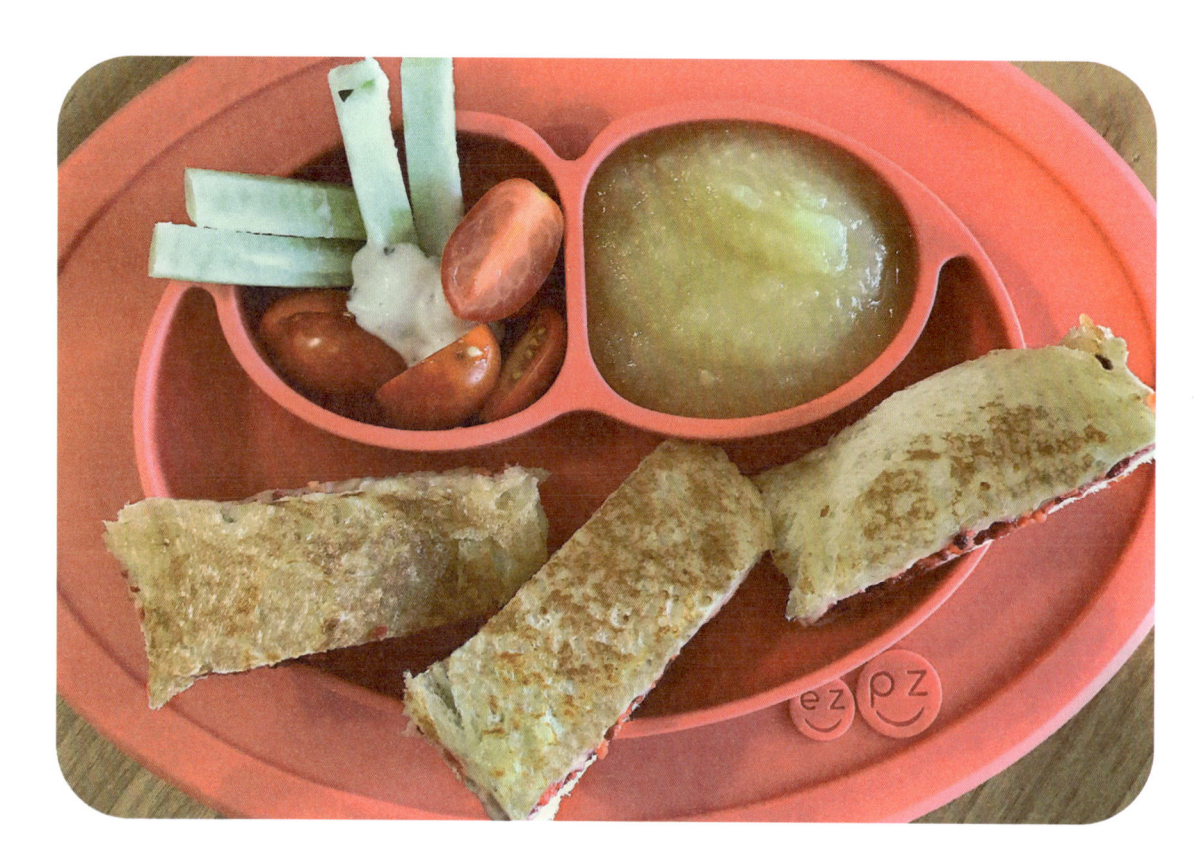

CARNE MOÍDA COM LEGUMES, MILHO-VERDE COZIDO, TORRADA COM QUEIJO COTTAGE, TOMATES E AVOCADO

Rendimento: 2 porções | Tempo de preparo: 5 min

Inspiração mexicana? Temos também! Adoro me inspirar em outros países para montar os pratinhos deles. Novas combinações de ingredientes e sabores só contribuem para o desenvolvimento do paladar do bebê.

Aqui usei a carne moída enriquecida (p. 54) deles no mesmo pratinho que um purê de milho simples. Milho cozido e processado. Acompanhei com fatias de avocado, tomates sem pele e uma torradinha com queijo cottage para fazer as vezes de tortilla com sour cream!

Sem medo de errar, ofereci no almoço e eles amaram! Enquanto comiam os alimentos do prato deles, eu completava com a carne e o milho. E ainda aprendem logo cedo que as combinações são infinitas na cozinha. E muito saborosas!

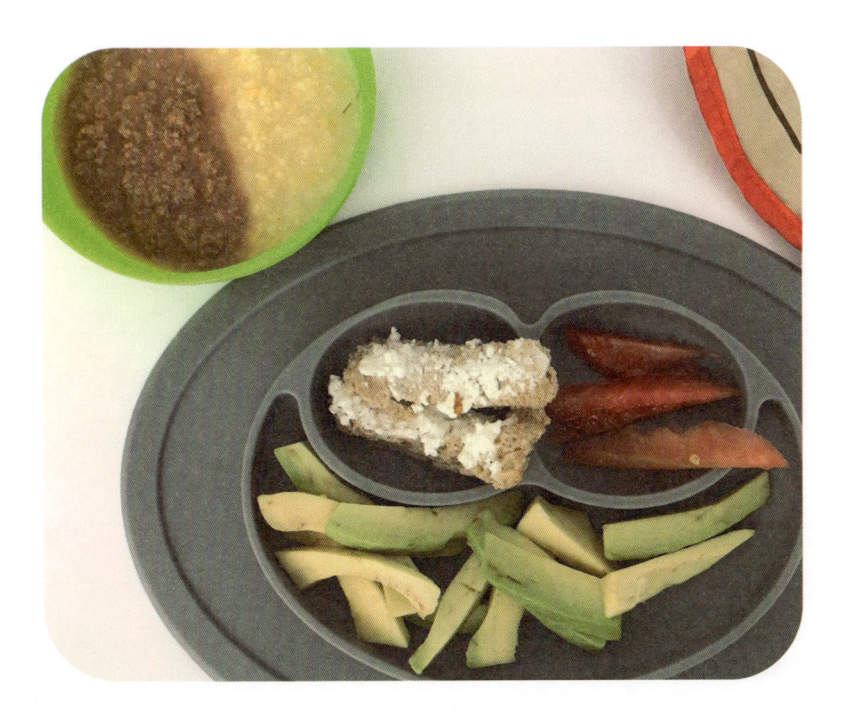

SALMÃO, ABOBRINHA EMPANADA, ARROZ, FEIJÃO E PURÊ DE BATATA-DOCE COM BRÓCOLIS

Rendimento: 2 porções | Tempo de preparo: 25 min

Abobrinha. Está aí um legume difícil de fazer o pessoal pequeno gostar, não é? Mas é incrível como os adultos amam! Então, para não esperar o bebê crescer até gostar, vamos dar uma forcinha.

Empane os bastões de abobrinha na farinha de pão e doure-os no forno! Só que, para a farinha grudar bem, você precisa passar no ovo também. Então, é abobrinha + ovo + farinha, ok? Aí, é só assar no forno até dourar!

Para acompanhar, um "PF" de respeito, que serve a família toda: salmão no vapor, arroz branco, feijão-preto e um purê de batata-doce enriquecido com brócolis.

Este prato foi feito num dia em que estava todo mundo de mau humor com a vida, não querendo comer direito. Aí viram os bastõezinhos de abobrinha e se animaram a comer, enquanto eu ia completando com colheradas do "PF" direto na boca. Resultado? Todo mundo saiu do cadeirão feliz da vida e de barriguinha cheia!

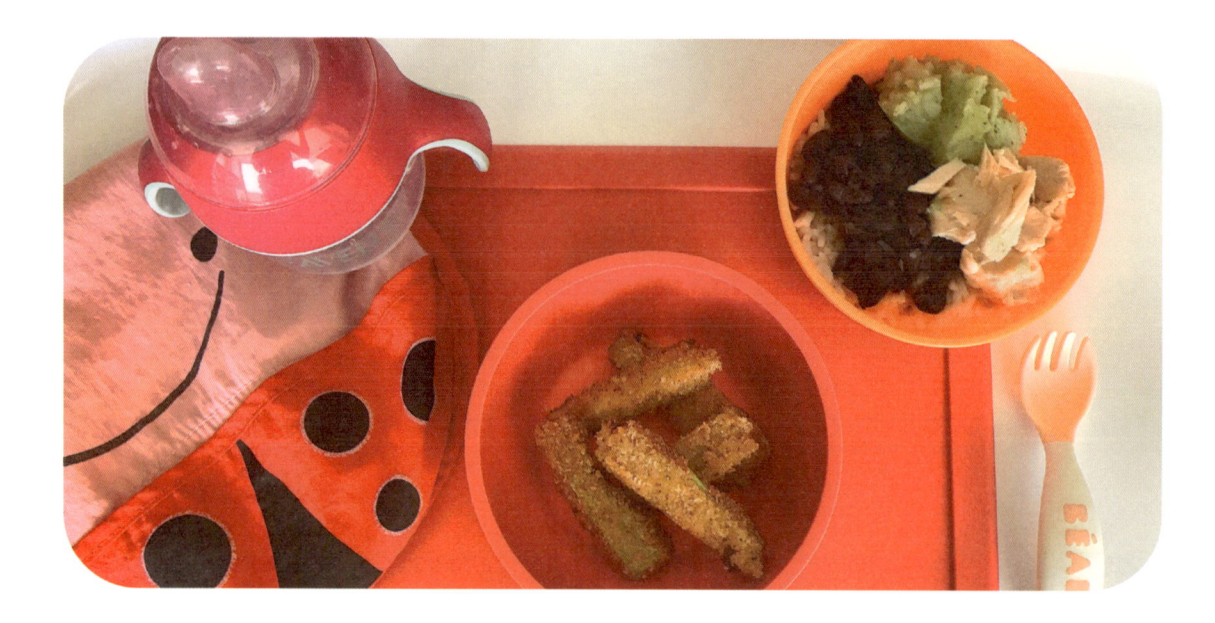

9 A 12 MESES

BIFE DE FÍGADO, BRÓCOLIS, QUEIJINHO E LARANJA

Rendimento: 2 porções | Tempo de preparo: 15 min

Este foi um jantar quando os gêmeos estavam resfriados. Eles estavam precisando de vitamina extra para se recuperarem logo. Brócolis e fígado são fontes maravilhosas de vitaminas.

Mas acaba virando uma refeição dupla em ferro. Com o brócolis e o fígado, eles precisam de uma ajudazinha extra na absorção de tanto nutriente, né?

Aí que entra a laranja! Vitamina C faz esse papel. Não é à toa que tem laranja na feijoada, riquíssima em ferro. Então, sempre que eu duplico as doses de ferro, também ofereço uma boa fonte de vitamina C junto.

Para constar, nenhum resfriado dura muito aqui em casa, viu? E gripe mesmo nunca pegou a gente!

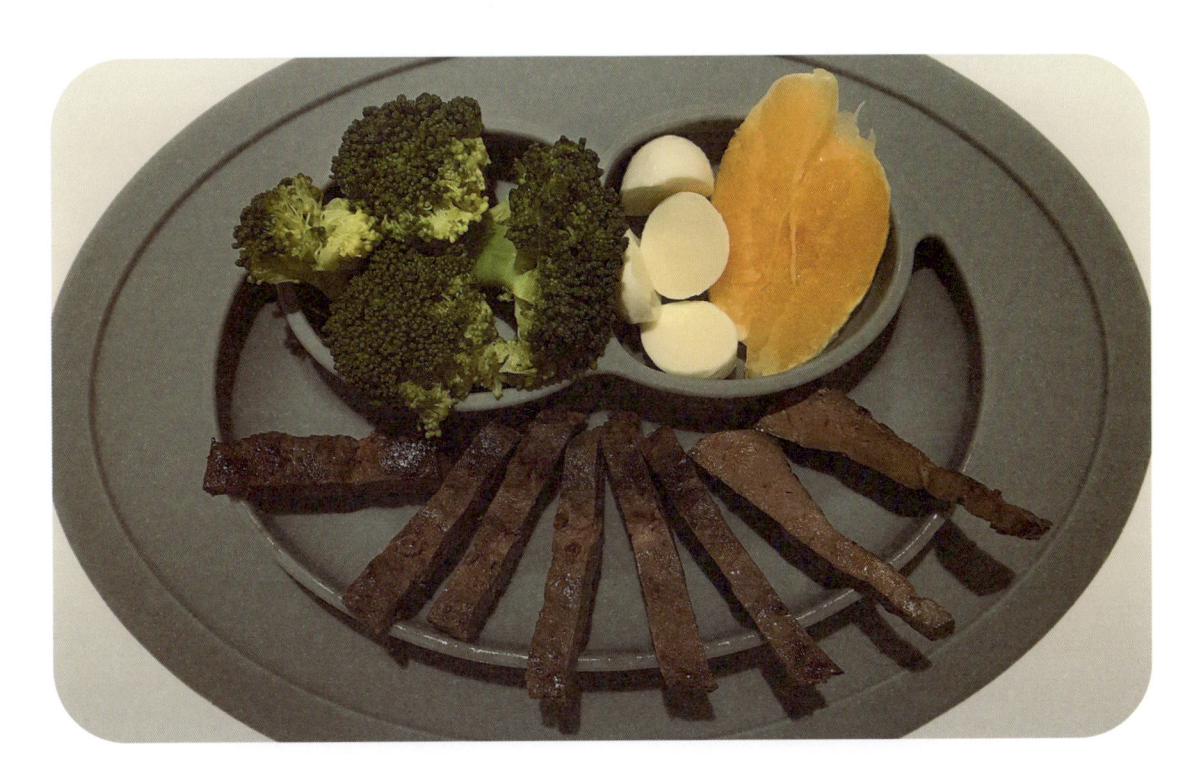

BIFE DE FÍGADO, SHIMEJI, BATATA-DOCE E MINIMILHO

Rendimento: 2 porções | Tempo de preparo: 15 min

Seu bebê já come bife de fígado sozinho, ama, se lambuza todo. Perfeito! Também ama sua batata-doce assada com especiarias diversas. E se acaba no minimilho (opte pelo fresco, sem conservantes)! Tudo lindo! E o que a gente faz, então? Introduz um alimento novo com ele! Aqui foi o shimeji acebolado, feito na manteiga.

Mas por que vamos dar shimeji para um bebê? Ele tem umami, o quinto gosto básico do paladar humano, junto com o doce, o salgado, o azedo e o amargo. Entre vários benefícios proporcionados pelo umami, os principais são o aumento da salivação e o prolongamento do sabor, características que interferem diretamente na aceitação alimentar – principalmente de crianças e idosos.

A maioria dos alimentos proteicos possui o umami, inclusive os queijos, principalmente o parmesão. Após ingerir o alimento e o gosto salgado se dissipar, ainda é possível sentir algo na língua e um leve aumento na salivação. Esse é o gosto umami!

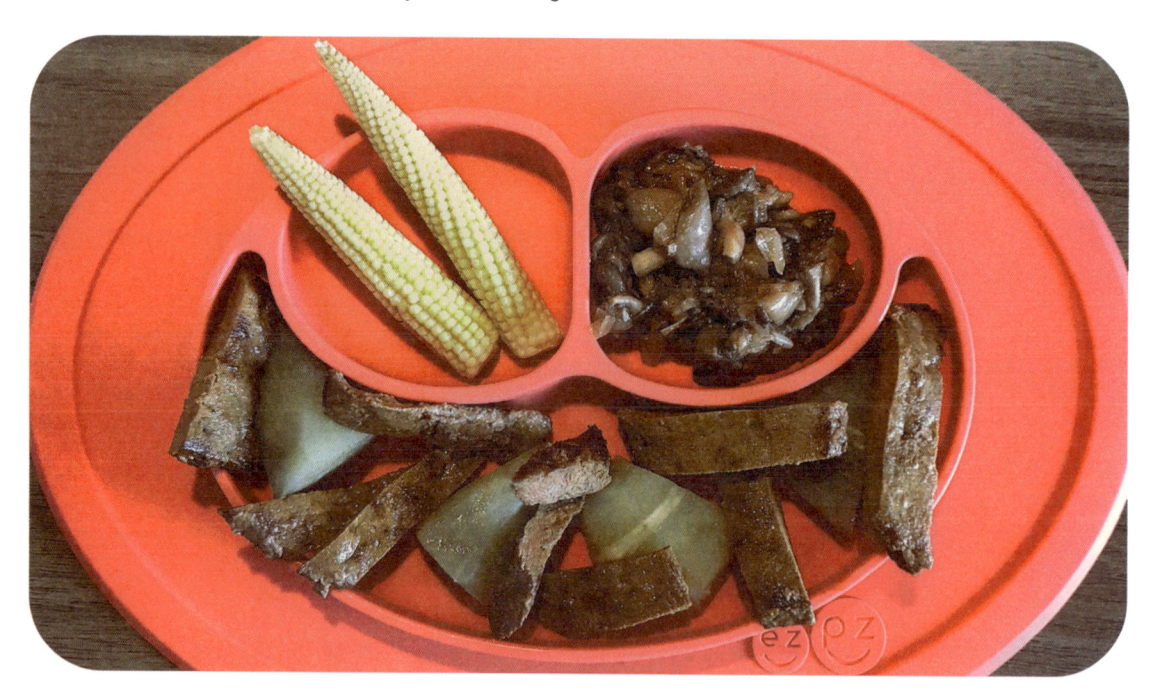

9 A 12 MESES

Fígado, ravióli, tomate, queijo branco e cenouras
Rendimento: 2 porções | Tempo de preparo: 25 min

Muita comida nova neste prato: primeiro, ravióli de queijo comprado pronto em uma casa de massas aqui da minha rua. Eu sempre quis que eles pudessem comer qualquer prato do menu de um restaurante, sem ficarem restritos ao menu kids. Introduzir massas diferentes faz parte desse meu plano! Portanto, se você confia na marca que está vendendo e está dentro da validade, não tem por que não oferecer! Coloquei um pouquinho de molho de tomate, bem pouco mesmo, porque este, sim, é um sabor forte para as crianças!

Para as cenouras, cortei, temperei com cebola ralada e vinagre balsâmico e coloquei para assar em forno médio até estarem cozidas.

Ofereça tomatinhos sem pele e queijo minas frescal cortados como "salada fria", mais o bife de fígado, que agora você já sabe fazer, né?

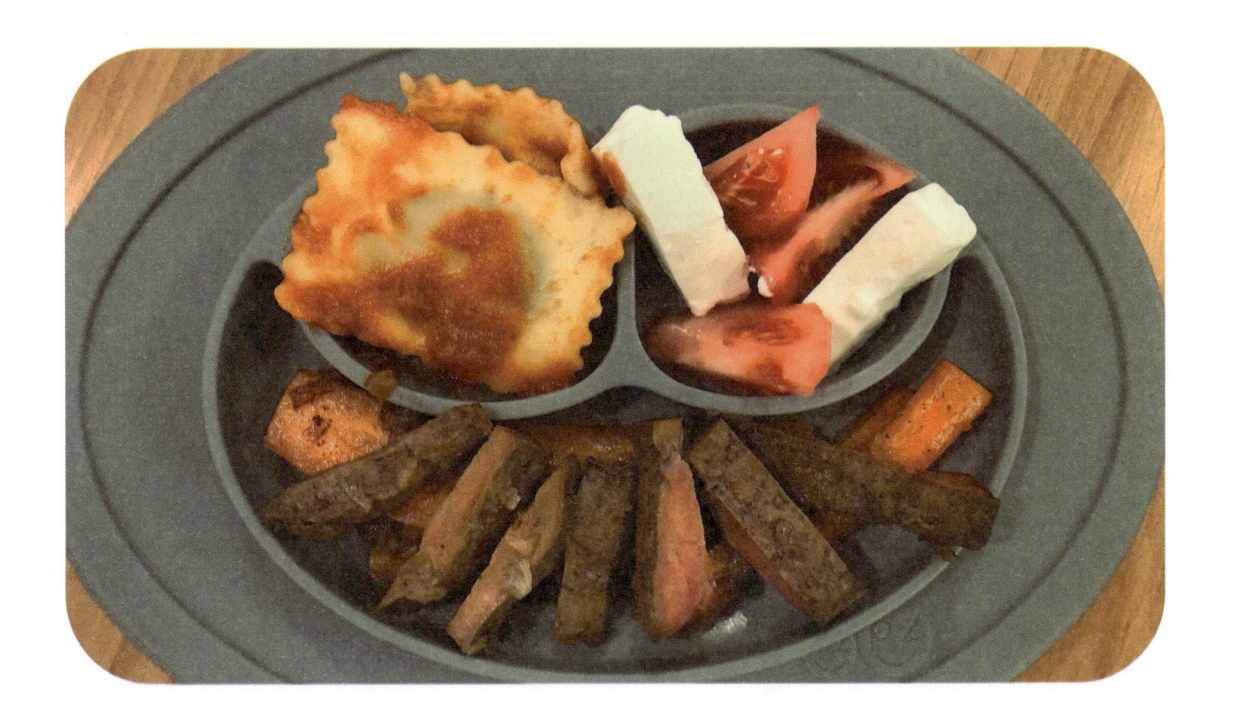

BETERRABAS, QUEIJO COTTAGE, ALFACE, MINIFUSILLI E FILEZINHO DE PEIXE NA MANTEIGA

Rendimento: 2 porções | Tempo de preparo: 65 min

Agora que eles já adoram o peixinho na manteiga, macarrão e queijo, vamos introduzindo uma nova textura: alface crua.

Para a beterraba, eu só conheço um jeito de fazer que é infalível: ela com casca, bem embrulhada em papel-alumínio e assada por 1 hora. Isso mantém a cor, o sabor, a textura, tudo! Não precisa de tempero algum para os bebês, está pronta!

E sobre a alface, lembra que alguns alimentos precisam ser oferecidos de 8 a 10 vezes até serem apreciados?

Portanto, a partir deste momento, coloque sempre uma folha nos pratos!

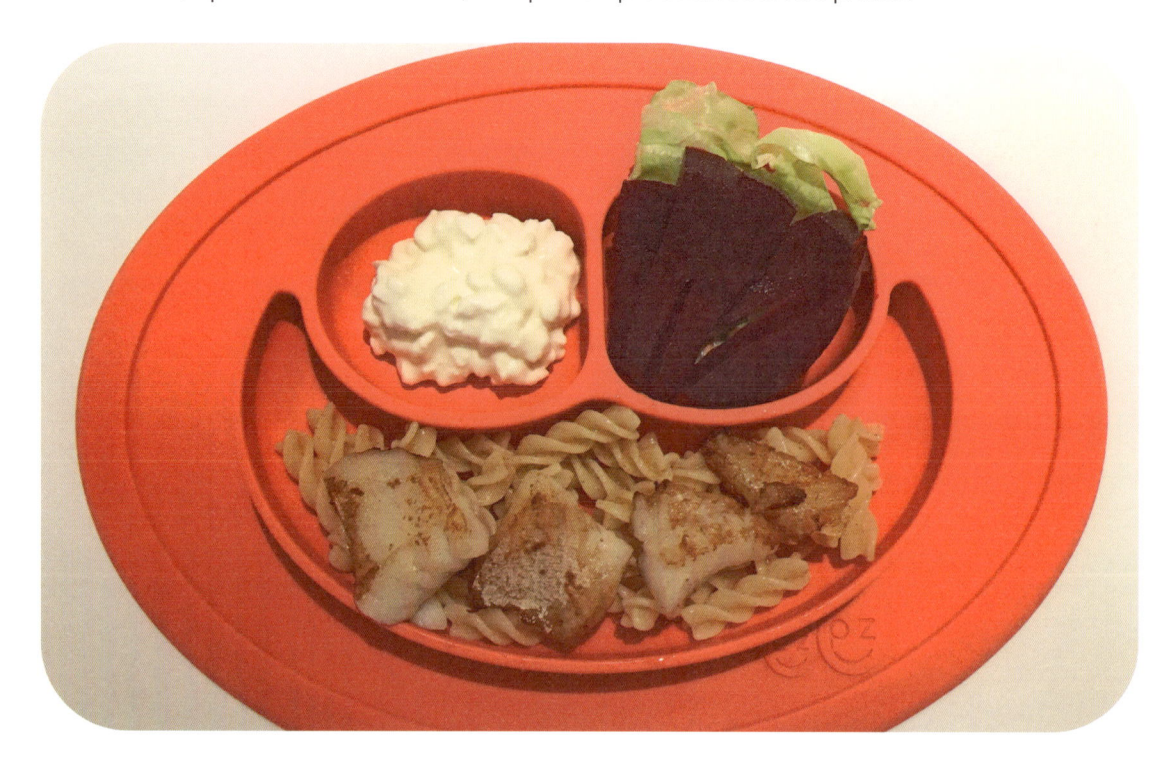

MACARRÃO GRAVATINHA, QUEIJO BABYBEL, BATATA-DOCE PALITO ASSADA E ALMÔNDEGAS DE CARNE

Rendimento: 2 porções | Tempo de preparo: 25 min

Criança ama batata frita, certo? Pois eu estou cada vez mais certa de que eles amam o formato! Amam o jeito descontraído como comemos batata frita. Amam a leveza!

Pensando nisso, comecei a testar muita coisa no mesmo formato: batata-doce, mandioca, polenta. Tudo sucesso! Desde então, vario sempre esse formato, mas é uma forma de deixar a refeição mais divertida.

Aqui a batata-doce foi cortada em casa mesmo e depois assada em forno preaquecido a 180 °C com um pouquinho de óleo de coco. Macarrão gravatinha, queijo babybel (adoro variar as texturas dos queijos) e as almôndegas do capítulo anterior (p. 73) completam o menu.

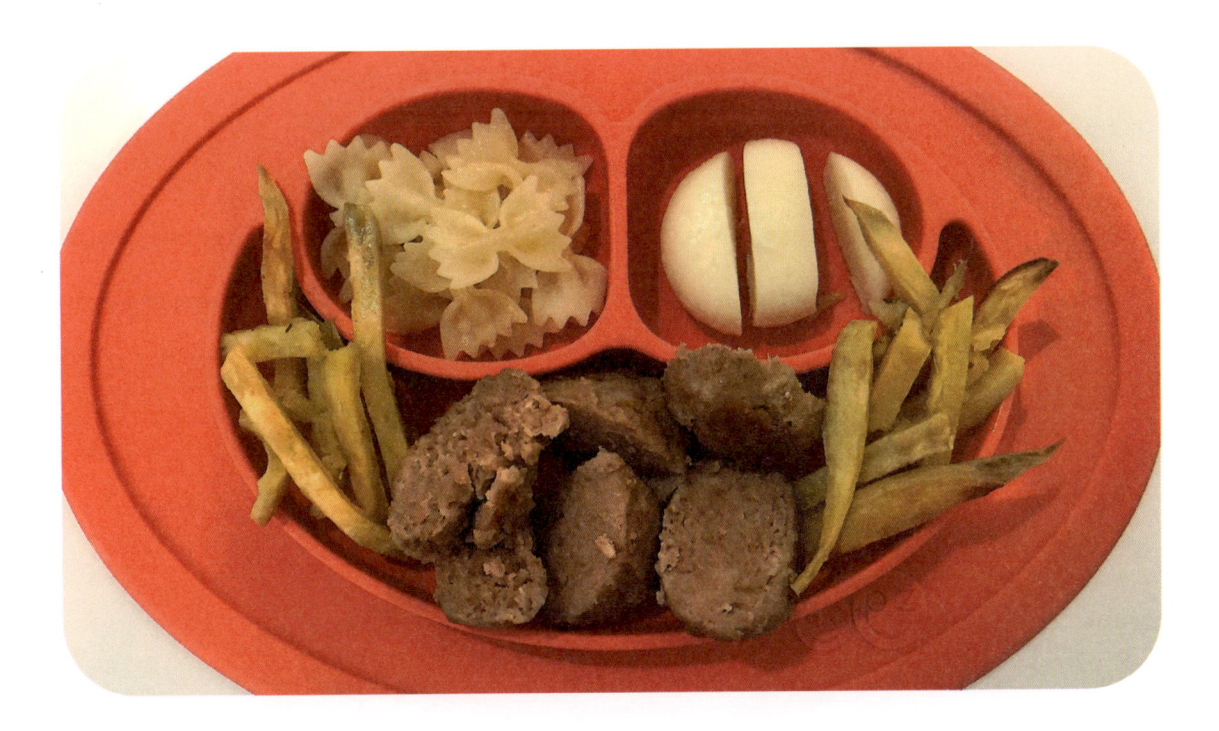

PEQUENOS GOURMETS

CENOURAS E BRÓCOLIS NO VAPOR, ALFACE COM MOLHO RANCH E PARMESÃO, PIZZA CASEIRA DE MUÇARELA E ABOBRINHA GRELHADA

Rendimento: 2 porções | Tempo de preparo: 15 min

Seu bebê, mais cedo ou mais tarde, vai conhecer pizza. E, já que não vai ter jeito, melhor que seja uma de abobrinha, não é?

Eu faço nossa versão caseira com pão sírio. Monto a pizza com um tiquinho de molho de tomate, queijo muçarela e coloco por cima a abobrinha, já dourada no azeite. Levo ao forno por uns minutinhos e sirvo em seguida.

Cenoura e brócolis no vapor, alface crua com molho ranch e queijo parmesão ralado por cima, para dar aquela força no umami e ajudar os bebês a simpatizar com a alface.

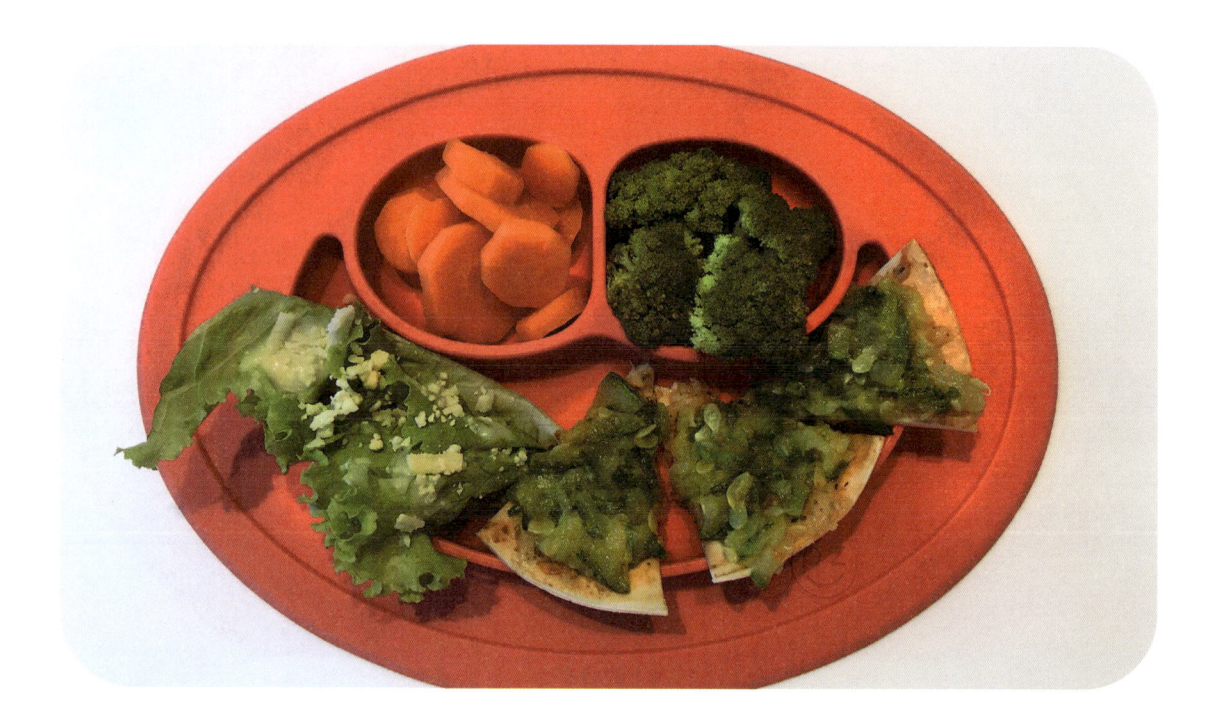

INSPIRAÇÃO ÁRABE: PÃO SÍRIO, MINICAFTA, CUSCUZ MARROQUINO, HOMUS E BERINJELA
Rendimento: 2 porções | Tempo de preparo: 45 min

Depois do sucesso do menu com inspiração mexicana, está na hora de se aventurar no menu árabe!

Cuscuz marroquino com uma variedade de vegetais (aqui tem ervilha, milho e tomate), pão sírio, pasta de grão-de-bico (homus), minicaftas de cordeiro e berinjelas empanadas da vovó.

Para o cuscuz, basta hidratá-lo com água fervente por 5 minutos e depois acrescentar os legumes cozidos de sua preferência. O pão sírio e a pasta de grão-de-bico, você compra prontos no supermercado. Já as minicaftas de cordeiro (p. 125) e as berinjelas empanadas da vovó (p. 122), você acha as receitas no próximo capítulo!

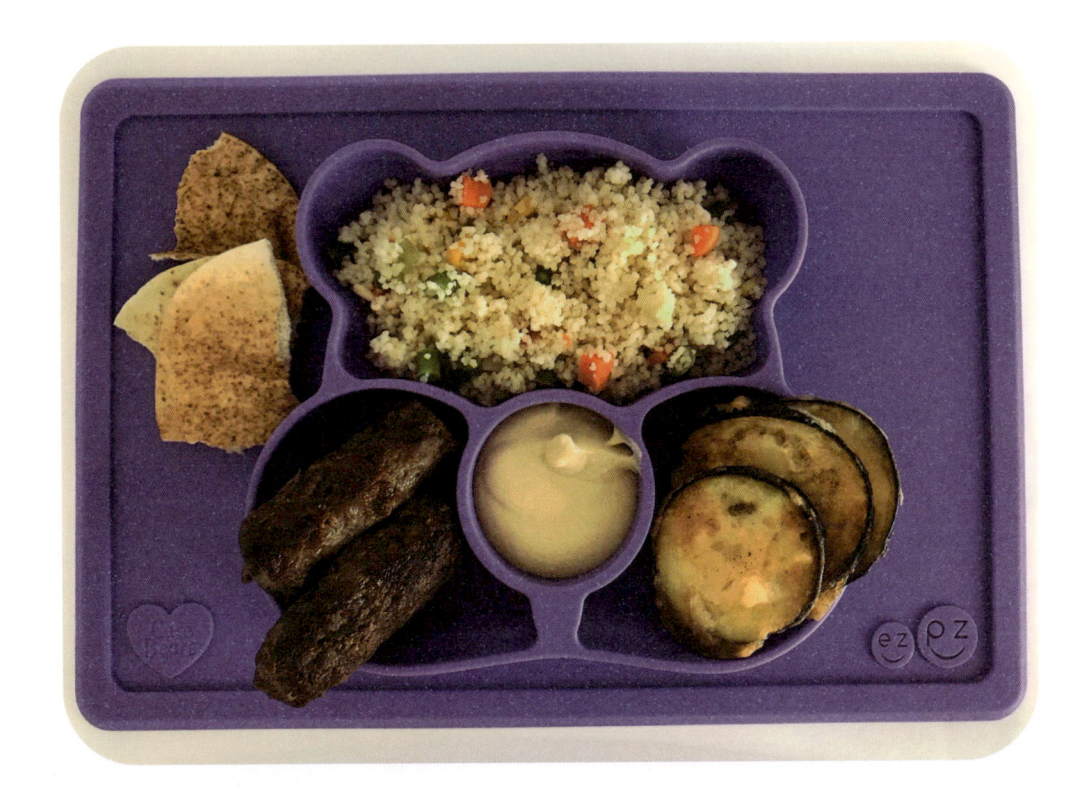

RECEITAS 9 A 12 MESES

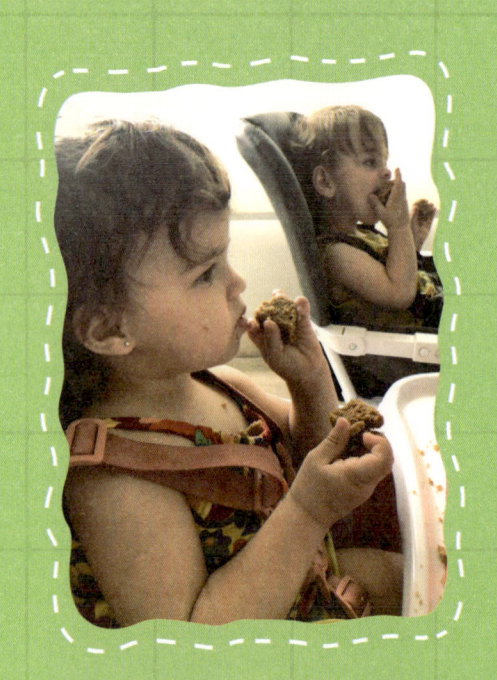

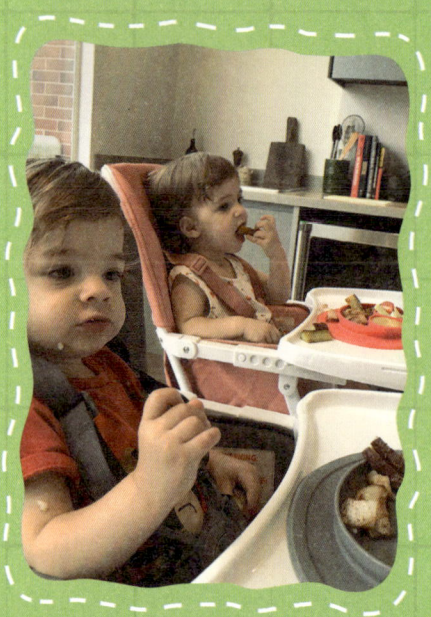

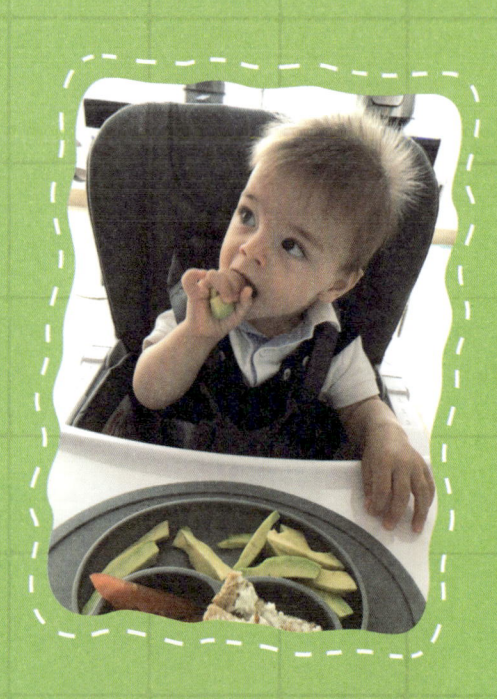

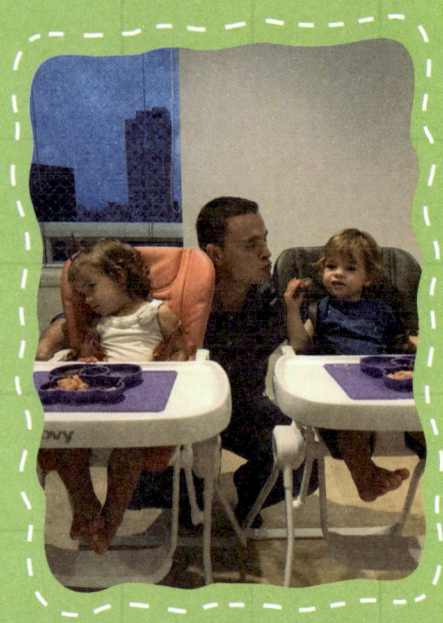

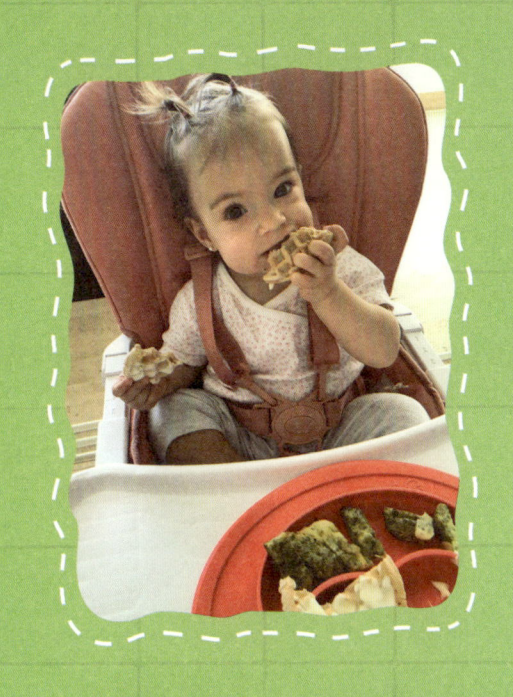

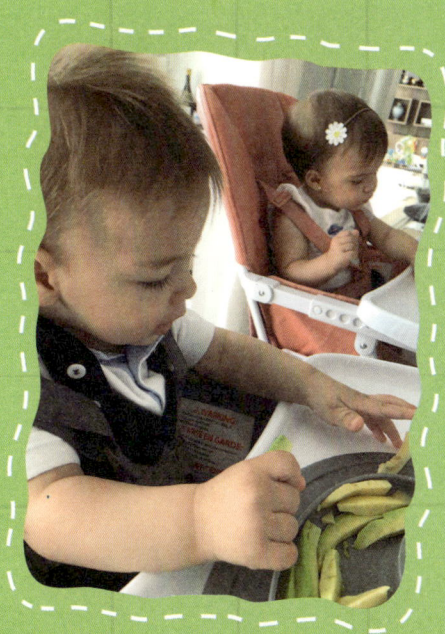

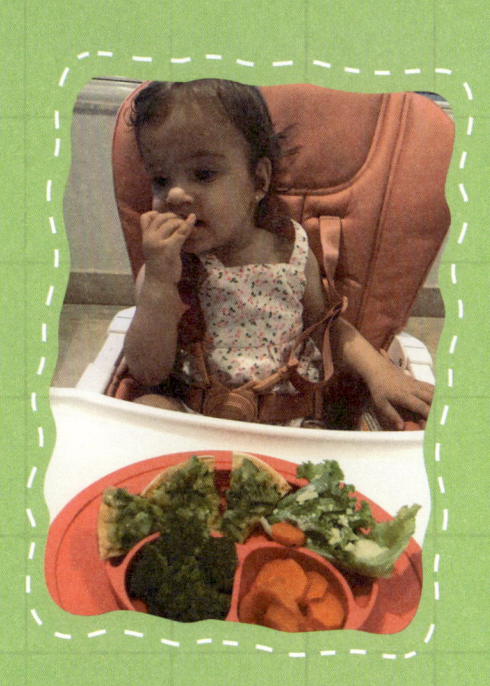

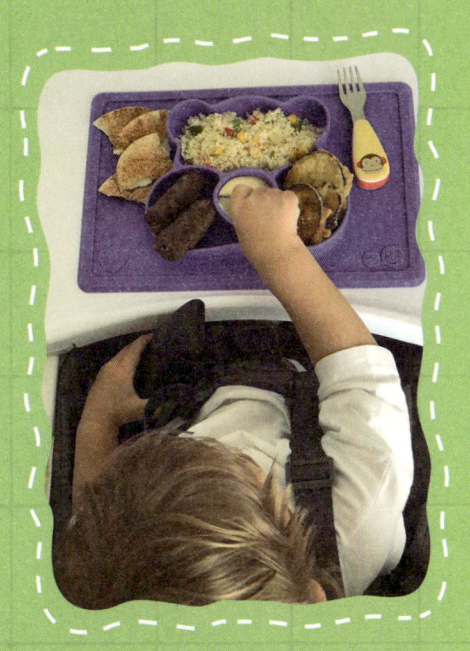

1 A 2 ANOS

INTRODUÇÃO

Oba! Agora é para se divertir como nunca na cozinha! Soltar a criatividade, inventar pratos, reunir a família ao redor da mesa e relaxar. O trabalho principal dos meses anteriores começa a valer a pena. A base sólida da introdução alimentar foi feita, e seu bebê já é apaixonado por comida! Daqui para a frente é só alimentar diariamente essa paixão.

E como fazer isso? Primeiro, oferecendo para ele exatamente o que você come. Inclusive, por aqui, eles sempre "conferem" o meu prato para ver se estão comendo a mesma coisa. Segundo, conferindo as próximas receitas! São pratos diferentes, interessantes ao olhar e ao paladar, que possibilitam várias outras combinações, ao mesmo tempo que são nutritivos e equilibrados. A forma de comer também ajuda a manter o clima de romance com a comida: nos dias em que estão cansados, comem na colher com a mamãe. Se estão com energia, comem sozinhos. Se na metade da refeição ficam cansados, a mamãe ajuda até terminar. Seu bebê já sabe comer sozinho quando quer, e isso ele não vai esquecer. Pode ficar tranquila.

O que acontece agora é que com os bebês a partir de um ano precisamos ir um passo além da alimentação. Precisamos envolvê-los de verdade no processo. Por isso eu sugiro fazer pelo menos uma refeição por dia com seu bebê a partir dessa idade. Aqui em casa é o almoço, quando eu aproveito para conversar muito. Dou nomes aos alimentos, lembramos de todos os bichos que eles já sabem falar, ensino como se chamam os utensílios que estão na mesa. É uma farra! E, de quebra, eles me veem comendo as novidades e comem também.

Crianças aprendem vendo o que a gente faz, e não ouvindo o que falamos. Se queremos que eles tenham uma boa relação com a comida, que se apaixonem por ela e vivam essa relação feliz, precisamos mostrar isso! Eles precisam nos ver comendo com eles, ao menos uma vez ao dia, e gostando. Precisam ver como pegamos com as mãos, como usamos nossos dentes etc. Foi assim que introduzi as coxinhas de asa de frango para eles. Comendo! Não precisei falar uma palavra, só sentei à mesa, peguei a coxinha com as mãos e comecei a comer. Alguns segundos depois, após rápida análise da nova situação, os dois começaram a fazer igual! Simples assim.

Nas receitas desta fase, vocês também encontrarão alguns bolinhos nutritivos. Mas não vamos nos enganar. Conforme eles crescem, cresce a personalidade também. Nós, mamães (e todos os cuidadores), precisamos estar preparadas para os dias de revolta com algumas cartas na manga. E esses bolinhos são infalíveis, eu garanto!

A partir dos 2 anos de idade, pode ficar particularmente difícil fazer com que eles tenham foco ou levem a comida "a sério". E, sinceramente, por que deveriam? Foi quando meus gêmeos estavam passando por essa idade superativa que eu cheguei a um conjunto de truques que deixavam nossas refeições muito mais leves e divertidas. Tenho certeza de que foram as bases fundamentais para a relação feliz e apaixonada que eles têm com a comida hoje em dia.

A primeira dica era abrir toda e qualquer refeição com a seguinte frase: "mamãe preparou esse prato lindo pra você", com a qual a ideia é mostrar que a comida é algo especial feito por alguém que os ama e que a cozinha também não é um restaurante, afinal, a mamãe preparou só aquilo! Acredite em mim, logo mais eles aprendem a pedir outras opções e é muito fácil ir abrindo exceções, tanto que, depois de um tempo, a gente até acaba perguntando antes pra cada um o que querem comer!

Outro hábito dessa fase, que mantemos até hoje, é o "truque do guardanapo". Com ele, toda refeição vira um presente, uma surpresa, gera antecipação. É muito simples. Basta cobrir o pratinho deles com um guardanapo de pano ou papel até eles chegarem à mesa. O instinto da curiosidade aflora imediatamente neles, e é sempre uma animação descobrir o que a mamãe preparou e está ali, "embrulhado" para presente!

O que nos leva ao terceiro truque: "um alimento garantia do seu sonho realizado", ou seja, a presença daquele alimento que a criança gosta, come sempre e lhe traz segurança; um alimento que lhe diz que está tudo bem comer aquele prato, embora possa conter outras comidas estranhas. Aqui em casa pode ser, por exemplo, arroz ou salmão para a Alice e cenoura ou carne vermelha para o Biel. O alimento de que ela gosta vai "atrair" seu olhar e evitar que foque o negativo, em algo de que não gosta. Digamos que as crianças já começam a refeição com uma boa vontade de aceitar as novidades!

Falando em novidades, use e abuse das "miniaturas" ao introduzir novos alimentos. São aquelas comidas em versões menores, como minimilho, cenouras baby, minicafta, minialmôndegas, minimuffins... Eles amam coisas do tamanho deles nesta fase! Mas e se eles não quiserem algo do prato de jeito nenhum? Aí entra minha regra "o que está no prato, fica no prato". Um alimento só sai do prato, na verdade, para a boca. Nada de tirar alguma coisa e deixar na mesa. É muito importante eles aprenderem a tolerar o alimento ali para que mais adiante voltem a provar! Se já permitimos que tirem do campo de visão, estamos perdendo a chance de acostumá-los com aquele alimento. E são só o costume e a familiaridade que vão permitir que eles experimentem novamente algo que hoje rejeitam.

E, se depois de tudo isso ainda houver rejeição, resista e não negocie. É minha regra "sem chantagem". Afinal, tudo que é utilizado como meio de troca tende a perder valor. Por exemplo, coma os espinafres que você ganhará uma sobremesa. O que a criança entende? Faça esse sacrifício, que você terá uma recompensa. Comida não é sacrifício nem recompensa! Comida é alimento, é prazer, é alegria! Agora, deixa eu te contar uma história...

Era uma vez gêmeos de 1 ano e pouquinho que começaram a rejeitar no jantar a mesma comida que tinham amado no almoço... A mamãe aqui fez uns testes, e não deu outra, os malandrinhos queriam novidade à noite! Também aceitavam melhor os alimentos que pudessem comer com as mãos, sem talheres. Ou seja, a fome estava lá, eram só a comida e a forma de ser servida que não estavam "agradando"! Levei algum tempo para entender, mas hoje tenho isso muito claro: é essencial variar o cardápio a partir dessa idade! E, pensando bem, me diz quem gosta de comer a mesma coisa no almoço e no jantar? Eu não! E por que então a gente acha que as crianças gostam?

Enfim, se seu filho(a) tiver um ano e pouquinho e começar com birras e recusas na hora da refeição sem motivo aparente, lembre-se disso!

Pode ser que seu pequeno gourmet só queira uma novidade no prato e não saiba como lhe dizer.

Bom, vamos às receitas...

1 A 2 ANOS

RABANADA BABY
Rendimento: 2 porções | Tempo de preparo: 5 min

Ingredientes

- 1 banana amassada
- 1 ovo batido
- 1 colher (sopa) de leite
- 2 fatias de pão
- Manteiga para dourar

Modo de preparo

Junte a banana, o ovo e o leite e molhe as fatias de pão rapidamente nessa mistura (não deixe muito tempo). Imediatamente, doure as fatias na manteiga derretida por 1 minuto de cada lado. Deixe esfriar um pouquinho, e veja os bebês se acabando de comer!

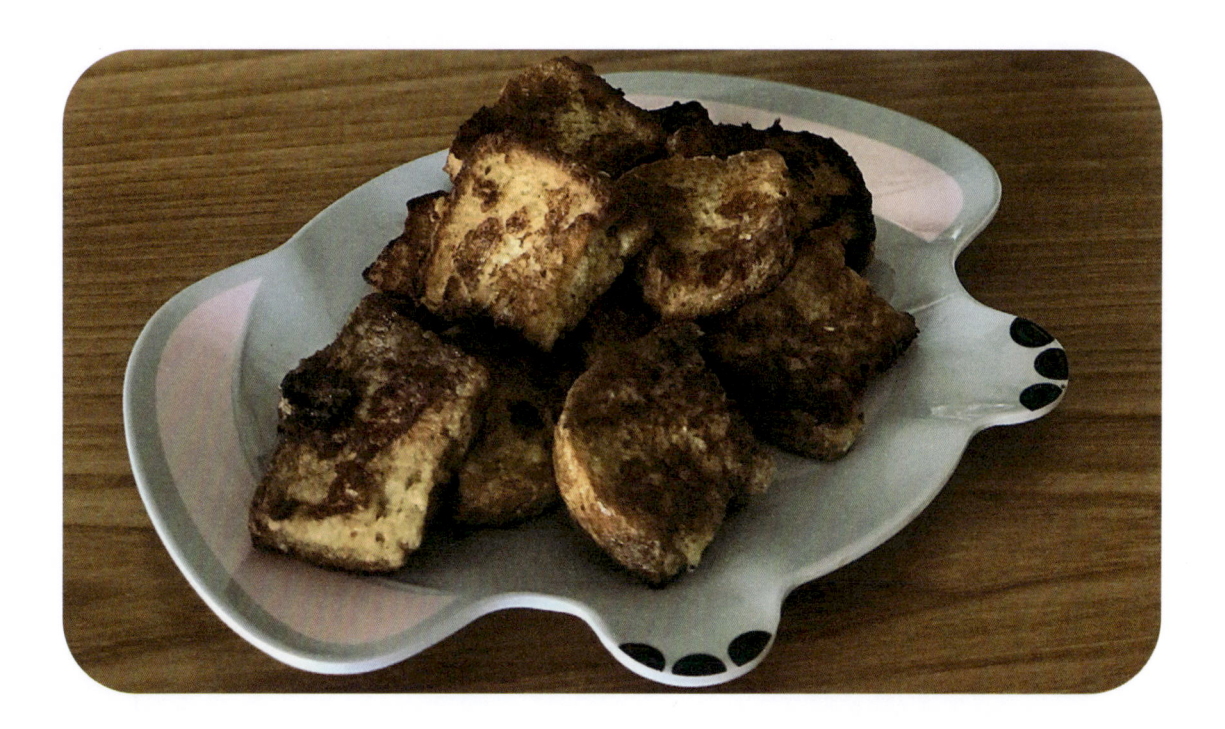

BOLINHOS DE QUINOA COM ERVILHAS E PARMESÃO

Rendimento: 24 unidades pequenas | Tempo de preparo: 15 min

Ingredientes

- 1 xícara (chá) de quinoa cozida
- 1 xícara (chá) de ervilhas cozidas
- ⅓ de xícara (chá) de parmesão ralado
- ⅓ de xícara (chá) de farinha Panko®
- 4 ovos
- Sal e pimenta-do-reino a gosto
- Azeite para dourar

Modo de preparo

Misture tudo com as mãos e doure em um fio de azeite até ficar crocante dos dois lados.

MUFFINS DE SALMÃO

Rendimento: 6 muffins | Tempo de preparo: 30 min

Ingredientes

- 1 posta pequena de salmão cozido e desfiado
- ½ xícara (chá) de cenoura cozida e picada
- ½ xícara (chá) de muçarela de búfala picada
- 1 ovo
- ½ xícara (chá) de leite
- 3 colheres (sopa) de manteiga derretida
- 1 xícara (chá) de farinha de trigo
- 1 colher (sopa) de fermento em pó

Modo de preparo

Misture tudo e leve ao forno preaquecido a 180 °C em forminhas para muffins untadas por 25 minutos.

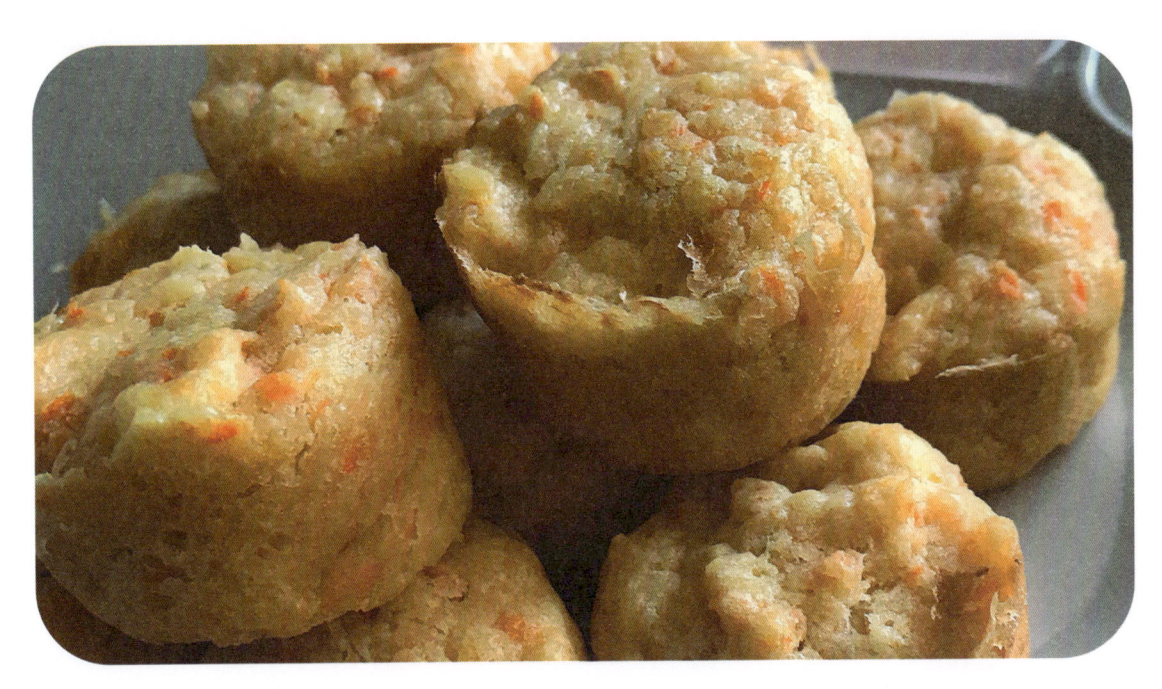

PEQUENOS GOURMETS

BOLINHOS DE SALMÃO E ABÓBORA
Rendimento: 12 bolinhos | Tempo de preparo: 10 min

Ingredientes

- 2 xícaras (chá) de purê de abóbora (p. 148)
- 2 xícaras (chá) de salmão cozido desfiado
- 2 ovos batidos
- 4 colheres (sopa) de farinha de trigo
- ½ cebola ralada
- 1 dente de alho ralado
- Azeite para dourar

Modo de preparo

Misture todos os ingredientes em uma tigela pequena, forme bolinhos e doure no azeite.

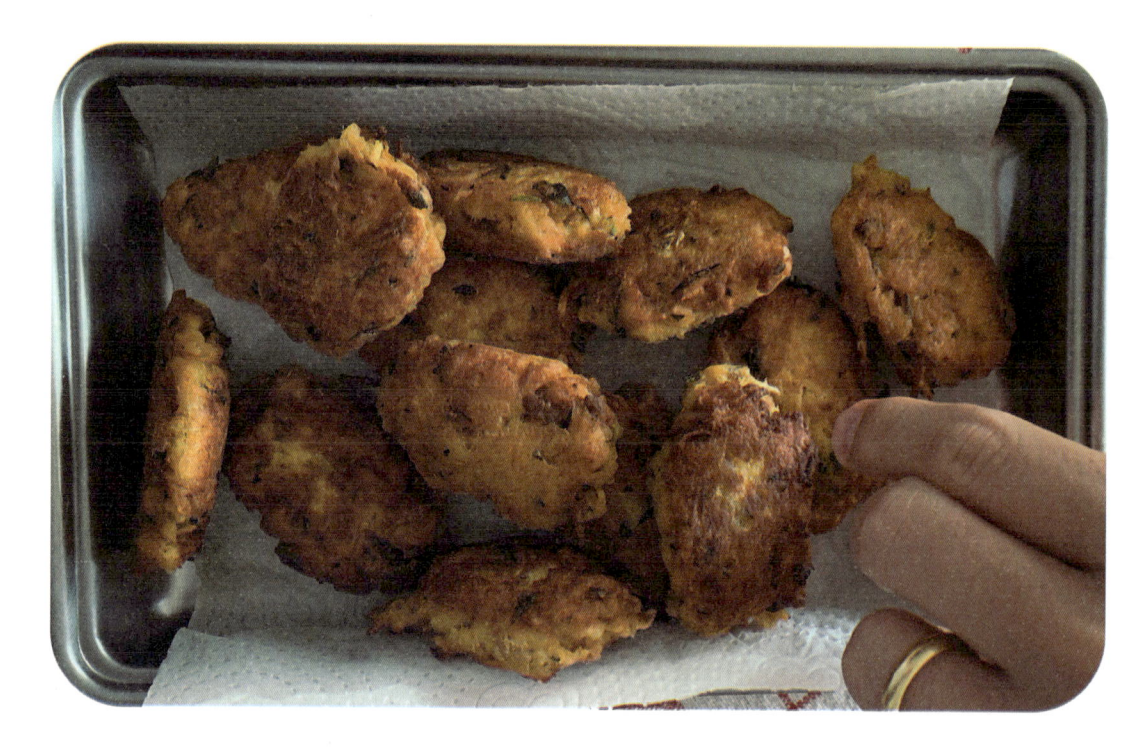

COXINHA DA ASA COM PESTO DE ERVILHAS

Rendimento: 2 porções | Tempo de preparo: 35 min

Ingredientes

Para o pesto
- ⅓ de xícara (chá) de ervilhas congeladas
- 2 colheres (sopa) de pinhão cozido (ou de noz pecan)
- 2 colheres (sopa) de parmesão ralado
- 16 folhas (aproximadamente) de manjericão
- 1 xícara (chá) de azeite de oliva extravirgem
- ½ xícara (chá) de massa da sua preferência

Para as coxinhas
- 500 g de coxinha da asa
- Sal e alho a gosto
- Farinha de trigo com fermento em pó
- Óleo para assar

Modo de preparo

Para preparar o pesto, basta processar todos os ingredientes. Em seguida, cozinhe a massa de sua preferência e, com ela ainda quente, misture o pesto.
Para as coxinhas de frango, tempere-as com sal e alho. Coloque um pouco de farinha de trigo em um saco e adicione as coxinhas cruas. Chacoalhe bem para cobrir todas as coxinhas com a farinha. Em seguida, asse em forno preaquecido a 180 °C.

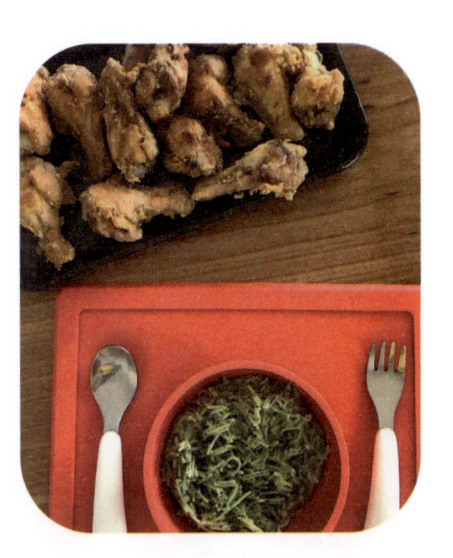

SALMÃO AO MOLHO PESTO

Rendimento: 2 porções | Tempo de preparo: 30 min

Ingredientes

- 1 posta média de salmão sem pele
- 100 g do molho pesto de ervilhas (p. 119)
- Legumes variados
- ¾ de xícara de arroz branco (100 g)
- 3 colheres (sopa) de espinafre

Modo de preparo

Tempere o salmão com o molho pesto e leve-o para assar em forno médio, coberto com papel-alumínio para não ressecar. Enquanto isso, cozinhe os legumes no vapor. Para o arroz, faça normalmente conforme sua preferência, mas adicione o espinafre logo depois de acrescentar a água. Misture bem e finalize como de costume.

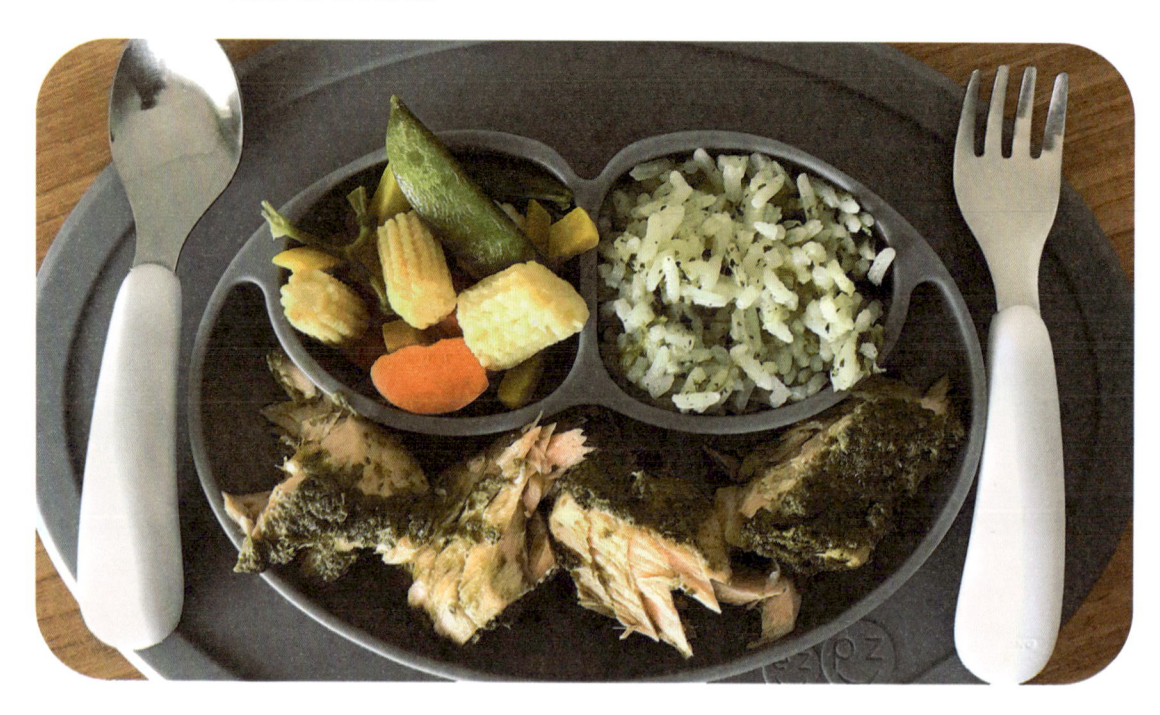

PIZZA DE COUVE-FLOR

Rendimento: 12 minipizzas | Tempo de preparo: 45 min

Já vou esclarecer: a couve-flor é a massa, viu? Eu escolhi ir com um clássico molho de tomate, queijo muçarela e orégano por cima, mas as opções são infinitas!

Ingredientes

- 2 xícaras (chá) de couve-flor crua
- ½ xícara (chá) de queijo parmesão ralado
- 2 ovos
- ⅓ de xícara (chá) de farinha de trigo (aproximadamente)
- 2 xícaras (chá) de molho de tomate
- ½ xícara (chá) de queijo muçarela
- Orégano a gosto

Modo de preparo

Comece processando a couve-flor até que vire uma farofa. Leve toda essa farofa em uma tigela ao micro-ondas e aqueça-a por 7 minutos com um papel-toalha por cima. Deixe-a esfriar e misture o parmesão e os ovos. Use a farinha para dar o ponto até que a massa desgrude das mãos, se necessário. Aí, é só formar as minipizzas e levar para assar por 15 minutos em forno preaquecido a 200 °C. Aqui, neste ponto, você pode congelar o excedente. Na hora de servir, passe o molho de tomate, cubra com a muçarela e finalize com o orégano, asse-as por mais 10 minutos e sirva.

Você também pode escolher a cobertura de sua preferência!

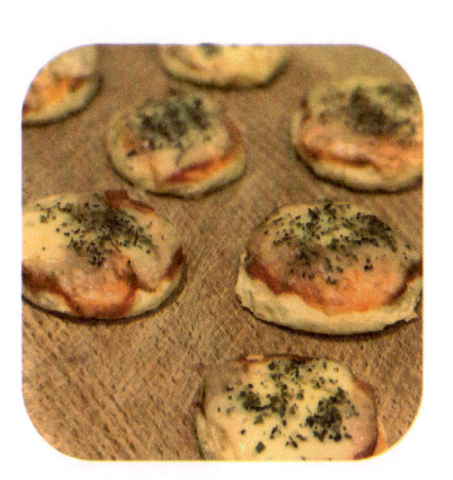

BERINJELA EMPANADA DA VOVÓ

Rendimento: 24 bolinhos | Tempo de preparo: 30 min

Ingredientes

- 4 colheres de farinha de trigo
- 1 ovo
- 1 colher (chá) de fermento em pó
- 1 colher (chá) de sal
- Leite até dar o ponto
- 2 berinjelas pequenas em rodelas
- Óleo para fritar

Modo de preparo

Misture os quatro primeiros ingredientes e vá adicionando o leite até formar um tipo de massa de bolo bem líquida. Mergulhe as berinjelas na massa e frite-as em óleo (eu uso de amendoim) até dourar.

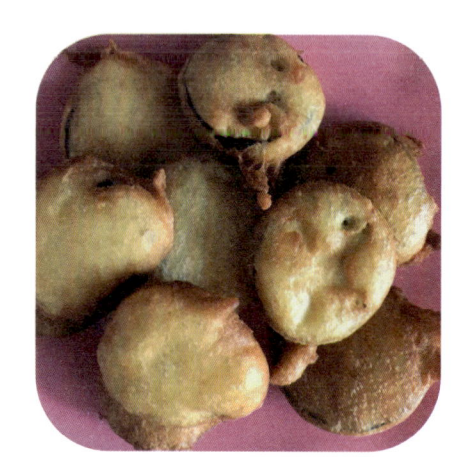

A berinjela é rica em vitaminas B e C, fibras e carboidratos, além de possuir antioxidantes que beneficiam diretamente o desenvolvimento do cérebro!

Mas vamos ser realistas: não é fácil convencer as crianças a comer berinjela. Por aqui só consigo de duas formas: no babaganouche ou com essa receita de berinjela empanada da vovó! Nós não comemos quase nada de fritura aqui em casa, mas essa versão é tão gostosa, que vale a exceção uma vez por mês! Lógico que os da vovó ficam muito melhores, mas eu consigo quebrar um galho.

CAÇAROLA DE FRANGO COM LEITE DE COCO

Rendimento: 4 porções | Tempo de preparo: 30 min

Ingredientes

- Azeite
- 1 cebola picada
- 4 dentes de alho picados
- 500 g de tiras de frango
- 2 cenouras picadas
- 2 abobrinhas picadas
- 2 xícaras (chá) de vagem
- ½ brócolis picado
- 2 xícaras (chá) de leite de coco (p. 64)
- 2 xícaras (chá) de água ou o quanto baste
- 1 pitada de coentro em pó
- 1 pitada de sal

Modo de preparo

Comece dourando no azeite (nesta ordem): cebola, alho, tiras de frango, cenoura, abobrinha, vagem e brócolis. Adicione o leite de coco, a água e uma pitada de coentro em pó. Deixe cozinhar até todos os legumes ficarem bem macios. Acerte o sal no final! E pronto.

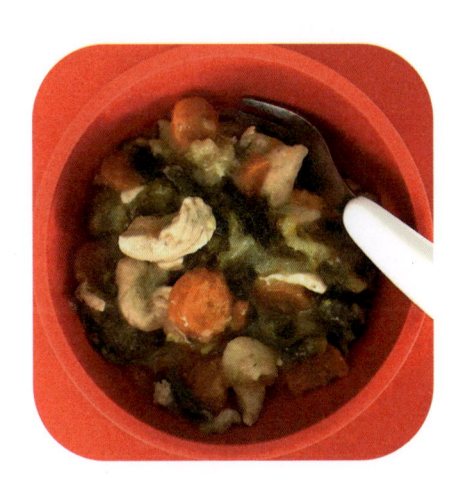

BOLO DE CARNE

Rendimento: 4 porções | Tempo de preparo: 45 min

Ingredientes

- 500 g de carne moída (usei patinho e vitela)
- 2 fatias de pão picadas
- ⅓ de xícara (chá) de leite
- 2 ovos
- Tempero a gosto (usei alho, cebola, pimenta-de-caiena, salsinha e uma pitada de sal)

Modo de preparo

Basta que você misture todos os ingredientes, divida nas forminhas de muffin untadas e leve ao forno preaquecido a 180 °C por 40 minutos.

MAC & CHEESE FORTIFICADO

Rendimento: 2 porções | Tempo de preparo: 10 min

Ingredientes

- 1 xícara (chá) de queijo gruyère
- 1 xícara (chá) de purê de abóbora (p. 148)
- ½ xícara (chá) de macarrãozinho

Modo de preparo

Derreta o queijo no purê de abóbora e junte o macarrão. Pronto! Tá até parecendo receita de fim de semana, né?

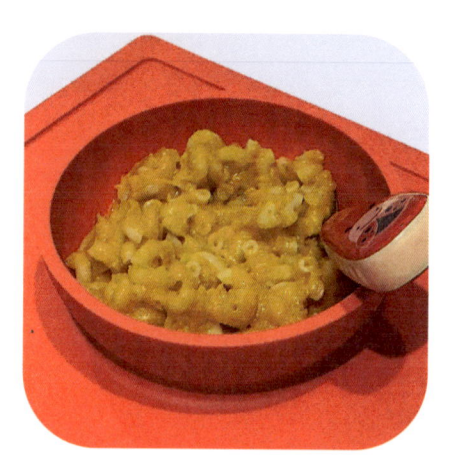

MINICAFTA DE CORDEIRO

Rendimento: 10 unidades | Tempo de preparo: 30 min

Ingredientes

- 300 g de carne moída de cordeiro
- 1 cebola pequena picada
- 3 dentes de alho picados
- Folhas de hortelã fresca
- 1 pitada de sal
- Pimenta síria
- Azeite

Modo de preparo

Em uma tigela, coloque a carne, a cebola, o alho e a hortelã picada. Tempere com o sal e a pimenta síria e misture bem. Divida a mistura em 10 pequenas bolinhas. Coloque-as em palitos de madeira e aperte-as para ficarem firmes. Leve-as ao congelador por meia hora para facilitar na hora de grelhar. Em uma frigideira com azeite aquecido, frite as caftas, dourando-as por igual.

MOLHO À BOLONHESA ENRIQUECIDO

Rendimento: 6 porções | Tempo de preparo: 50 min

Ingredientes

- 1 cebola picada
- 2 dentes de alho picados
- Azeite
- 500 g de carne moída da sua preferência
- 1 ½ xícara (chá) de cenoura picada
- 1 ½ xícara (chá) de chuchu picado
- 2 xícaras (chá) de passata de tomate
- 2 xícaras (chá) de água
- Sal (opcional)

Modo de preparo

Comece refogando a cebola e o alho no azeite. Junte a carne e frite até ficar bem cozida.

Acrescente então os legumes, a passata de tomate e a água. Deixe levantar fervura, abaixe o fogo e cozinhe tudo por 30 minutos, até engrossar. Para crianças acima de 1 ano, pode adicionar no final um toque de sal!

Passata de tomate: polpa de tomate cozida, sem pele ou sementes. Procure por marcas sem conservantes nem temperos.

PÃOZINHO DE BANANA-DA-TERRA

Rendimento: 32 pãezinhos | Tempo de preparo: 40 min

Ingredientes

- 4 bananas-da-terra assadas, bem amassadas
- 1 ½ xícara (chá) de polvilho doce
- ½ xícara (chá) de manteiga derretida ou óleo de coco
- 2 colheres (chá) de sal
- Água para dar o ponto

Modo de preparo

Asse as bananas-da-terra com casca e depois tire a casca e amasse-as; em seguida, misture-as com os demais ingredientes, exceto a água. Amasse tudo muito bem até ficar uma massa homogênea que desgruda dos dedos. Use a água para hidratá-la até chegar a esse ponto. Com uma colher (sopa), tire pedaços da massa e enrole-os nas mãos. Se quiser congelar, leve as bolinhas direto ao freezer, em um tabuleiro, sem encostar uma na outra. Se for assá-las, preaqueça o forno a 180 °C e deixe-as assar por 30 minutos. Sirva os pãezinhos morninhos.

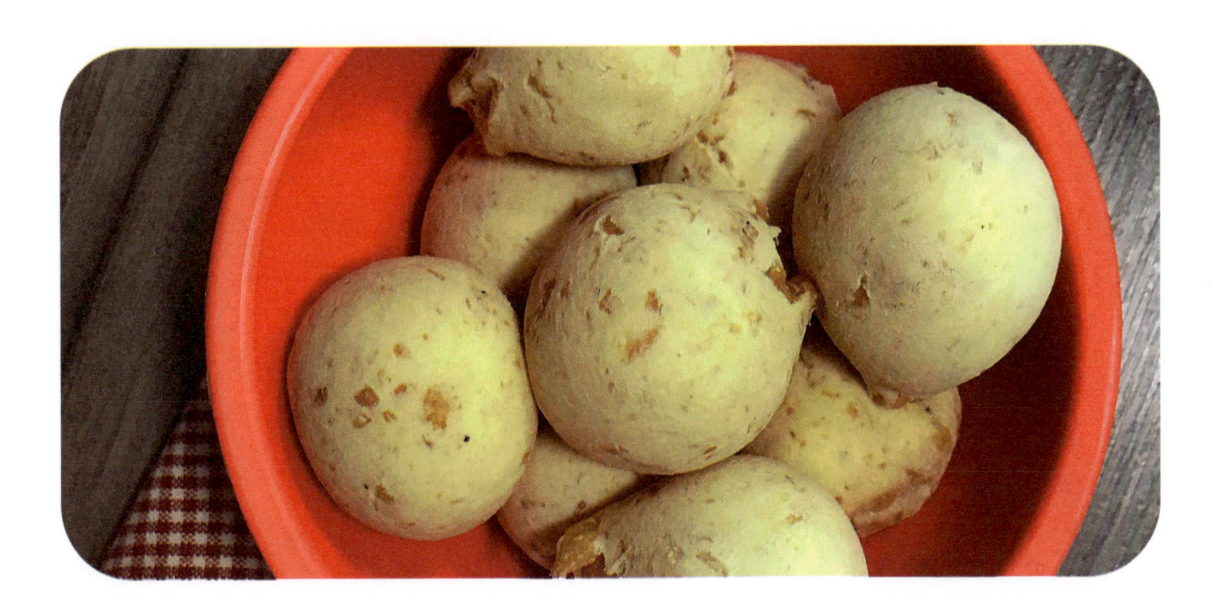

GRATINADO DE LEGUMES

Rendimento: 6 porções | Tempo de preparo: 50 min

Ingredientes

- 2 xícaras (chá) de couve-flor
- 2 xícaras (chá) de brócolis
- 2 cenouras em cubos
- 1 colher (sopa) de manteiga
- 1 colher (sopa) de farinha de trigo
- 500 ml de leite gelado
- Noz-moscada
- Sal e pimenta-do-reino
- ½ xícara (chá) de parmesão ralado

Modo de preparo

Comece cozinhando os legumes, em pedaços, no vapor. Enquanto isso, faça o molho bechamel, derretendo a manteiga, juntando a farinha e misturando bem. Aos poucos, acrescente o leite gelado, mexendo bem com um fouet/batedor. Quando todo o leite for incorporado, tempere com noz-moscada, sal e pimenta-do-reino. Cozinhe por alguns minutos até engrossar. Coloque os legumes cozidos em uma travessa que vai ao forno, cubra com o bechamel e finalize com o queijo ralado. Leve ao forno até dourar o queijo. Serve a família inteira!

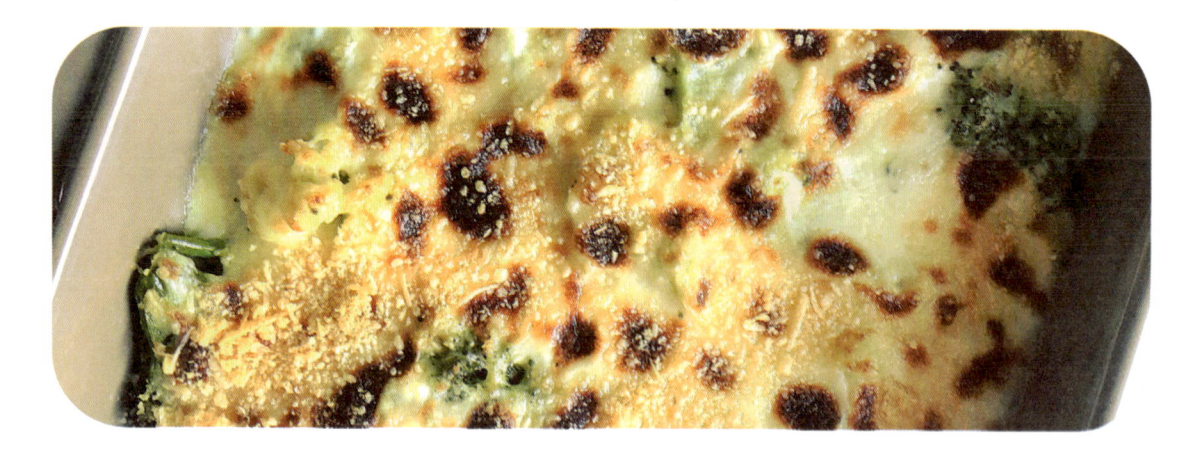

ARROZ COM OVO

Rendimento: 2 porções | Tempo de preparo: 5 min

Esta receita não tem quantidade certa, depende do número de pessoas a serem servidas. Em resumo, eu cozinho o arroz normalmente, com bastante alho, como a gente gosta. Acrescento logo no começo do cozimento um pouco de cenoura ralada, ervilhas, milho-verde e um temperinho com açafrão pra dar uma cor bonita. Um belo ovo caipira frito por cima finaliza esse prato. Pronto! Sucesso sempre com as crianças!

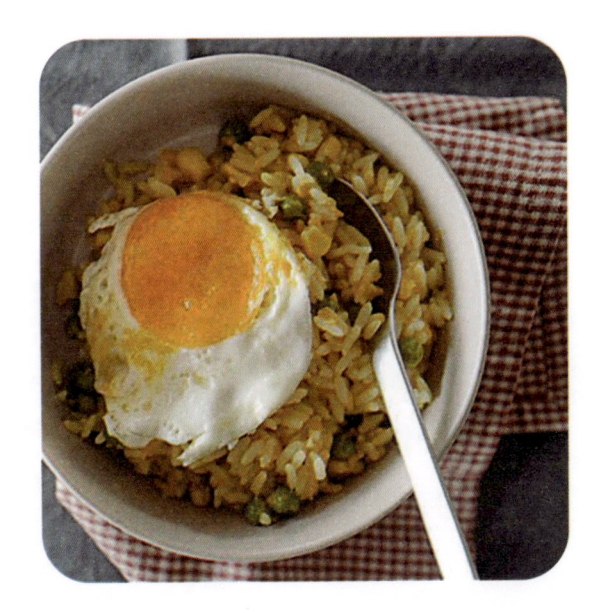

BOLO DE BANANA DA VOVÓ

Rendimento: 6 a 8 porções | Tempo de preparo: 45 min

Ingredientes

- 3 bananas maduras
- 3 ovos
- ½ xícara (chá) de óleo vegetal de sua preferência
- 2 xícaras (chá) de aveia em flocos
- 1 colher (sopa) de fermento em pó

Modo de preparo

Bata as bananas, os ovos e o óleo no liquidificador. Adicione a aveia em flocos e o fermento. Asse em forno preaquecido a 180 °C por 40 minutos ou até que um palito espetado saia limpo! Se desejar, decore com algumas rodelas de banana antes de assar.

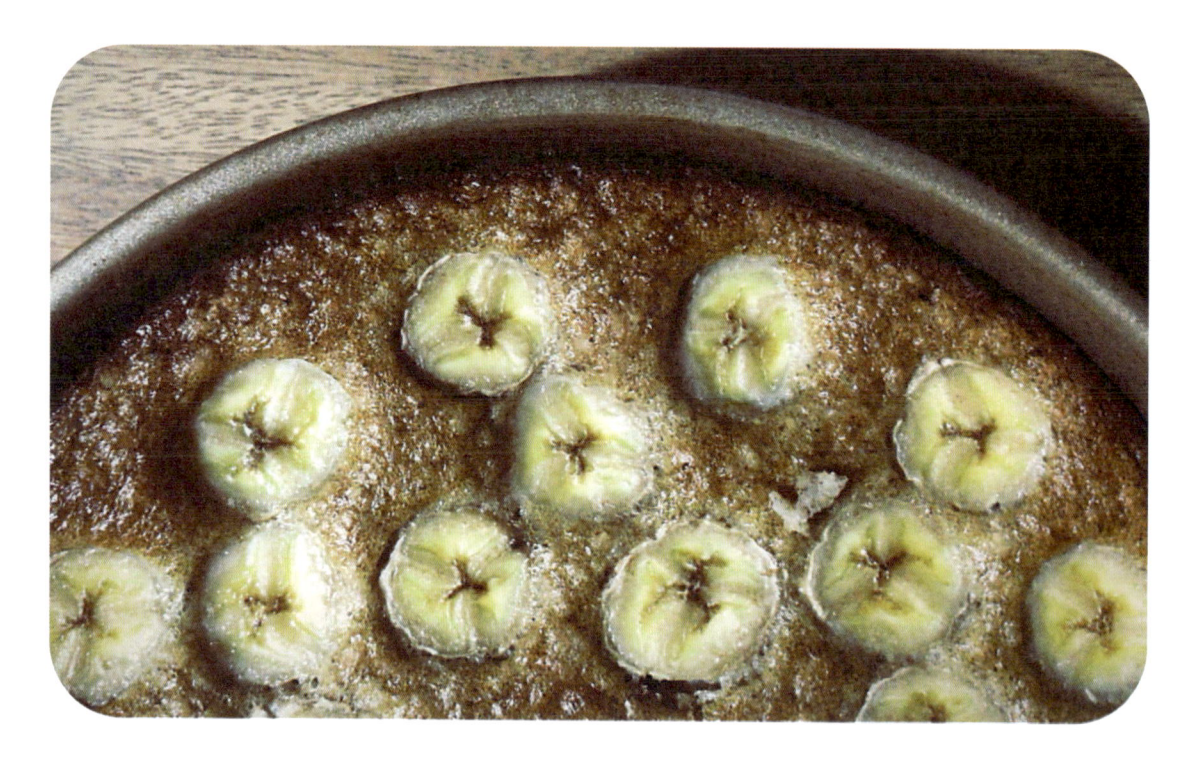

CREME DE ESPINAFRE

Rendimento: 4 porções | Tempo de preparo: 10 min

Ingredientes

- 2 dentes de alho picados
- 1 cebola picada
- Manteiga
- 1 maço de espinafre fresco picado grosseiramente
- 1 xícara (chá) de creme de leite fresco
- 2 colheres (sopa) de farinha de trigo ou 1 colher (sopa) de amido de milho
- Sal

Modo de preparo

Comece refogando o alho e a cebola na manteiga, jogue o espinafre fresco ou congelado (que já vem picado) e misture bem. Aí, vá colocando o creme de leite fresco e na sequência a farinha de trigo ou amido de milho, até dar o ponto que goste – no meu caso, bem cremoso. Acerte o sal no final, e está pronto!

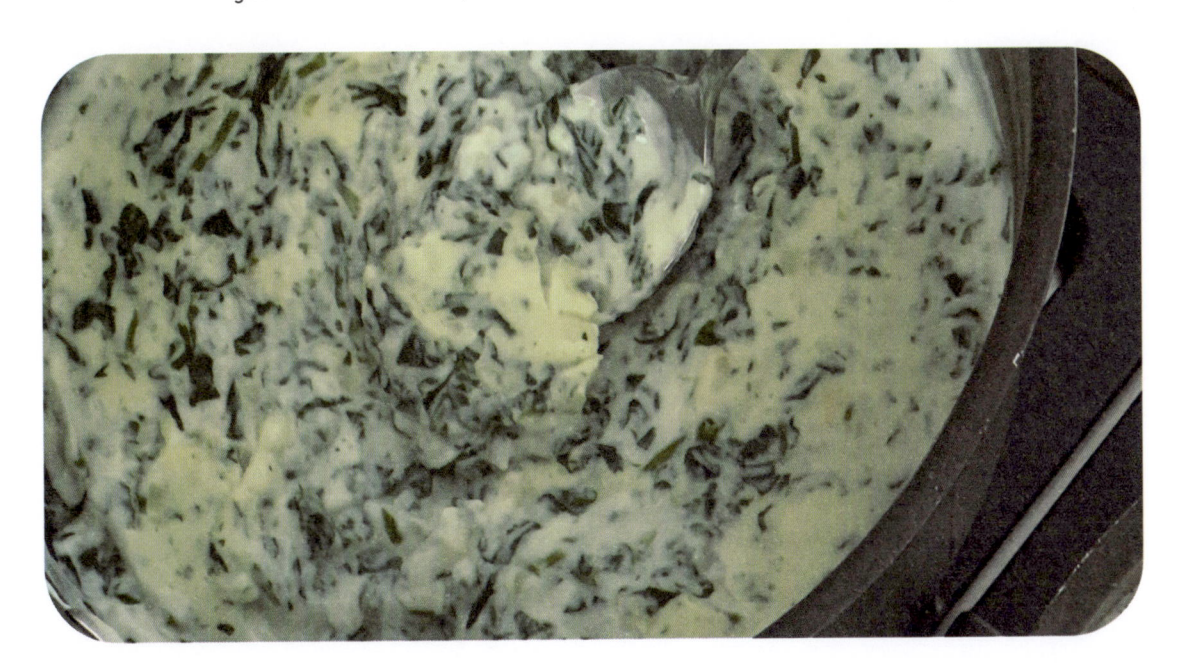

PENNE AO CURRY COM CAMARÕES

Rendimento: 4 porções | Tempo de preparo: 15 min

Ingredientes

- 2 xícaras (chá) de penne
- ½ cebola picada
- Azeite
- Sal
- 2 dentes de alho picados
- 1 colher (chá) de curry em pó
- 500 g de camarão cinza pequeno, descascado
- ½ xícara (chá) de ervilhas congeladas
- 500 ml de creme de leite fresco
- ½ xícara (chá) de queijo parmesão ralado
- Pimenta-do-reino preta

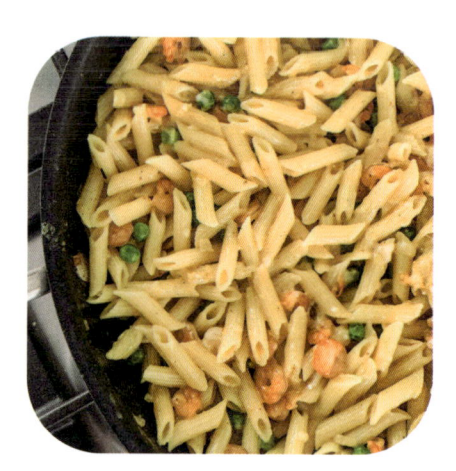

Modo de preparo

Em uma panela, cozinhe o macarrão conforme as instruções do fabricante. Em uma frigideira, comece dourando a cebola no azeite com sal. Quando ficar transparente, adicione o alho e o curry. Em seguida, adicione os camarões e frite-os até pegarem cor. Jogue as ervilhas ainda congeladas mesmo, misture tudo e acrescente o creme de leite fresco. Deixe levantar fervura, coloque o queijo parmesão e um pouco de pimenta-do-reino preta. Deixe reduzir até ficar cremoso. Ajuste o sal se necessário. Junte então o penne cozido na panela do molho, misture bem e sirva em seguida!

PASTA PRIMAVERA

Rendimento: 4 porções | Tempo de preparo: 20 min

Ingredientes

- 1 xícara (chá) de penne
- 2 xícaras (chá) de brócolis, milho e cenoura
- ½ xícara (chá) de bacon picado
- 1 colher (sopa) de manteiga
- ½ xícara (chá) de creme de leite fresco
- 2 colheres (sopa) de queijo parmesão

Modo de preparo

Coloque a água (suficiente para cobrir a massa e os legumes) com uma pitada de sal para ferver e cozinhe a massa com os legumes. Enquanto isso, doure o bacon na manteiga. Escorra o excesso de gordura antes de acrescentar o creme de leite e o parmesão. Aí, com uma concha, vá adicionando aos poucos a água do cozimento da massa com legumes. Coloque um pouquinho, deixe levantar fervura, misture bem e coloque mais um pouco, até que fique um molho fino. Junte a massa e os legumes ao molho, misture bem e sirva em seguida!

BOLINHOS DE ARROZ ASSADOS

Rendimento: 6 bolinhos | Tempo de preparo: 25 min

Ingredientes

- ⅓ xícara (chá) de espinafre congelado (descongelado e sem excesso de água)
- 1 ovo caipira, batido
- ½ xícara (chá) de queijo cheddar ralado na hora
- ¾ de xícara (chá) de arroz cozido
- 1 colher (chá) de alho em pó
- ¼ de colher (chá) de sal

Modo de preparo

Preaqueça o forno a 220 °C. Combine o espinafre, o ovo, o queijo, o arroz, o alho em pó e o sal. Misture bem. Forme bolinhas (eu uso uma colher de sorvete) e coloque-as na assadeira. Asse por 20 minutos ou até dourar! Rende 6 bolinhos.

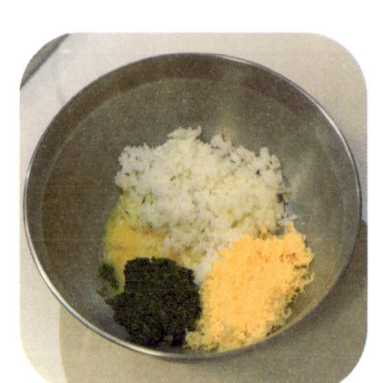

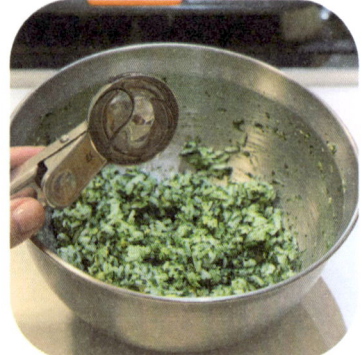

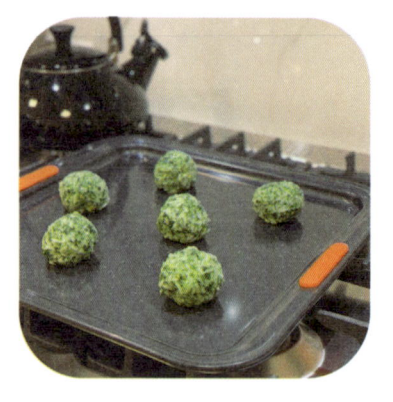

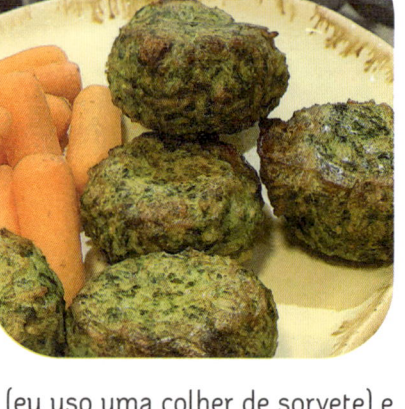

RISOTO DE ERVILHAS E BACON

Rendimento: 4 porções | Tempo de preparo: 30 min

Ingredientes

- ½ cebola ralada
- 1 colher (sopa) de manteiga
- ½ xícara (chá) de bacon picado
- 1 xícara (chá) de arroz arbório
- ½ xícara (chá) de ervilhas congeladas
- 500 ml de caldo de legumes ou água
- 1 xícara (chá) de queijo parmesão ralado

Modo de preparo

Comece dourando a cebola na manteiga. Junte o bacon quando ela ficar transparente. Adicione o arroz e as ervilhas quando o bacon estiver douradinho. Misture bem e acrescente metade do caldo de legumes ou da água. Vá mexendo e, quando a água quase secar, acrescente o restante se necessário, até cozinhar no ponto de que você gosta. Finalize com o queijo parmesão e sirva.

Aqui em casa, como é um prato pra família toda, nunca faço al dente, pois as crianças preferem bem macio.

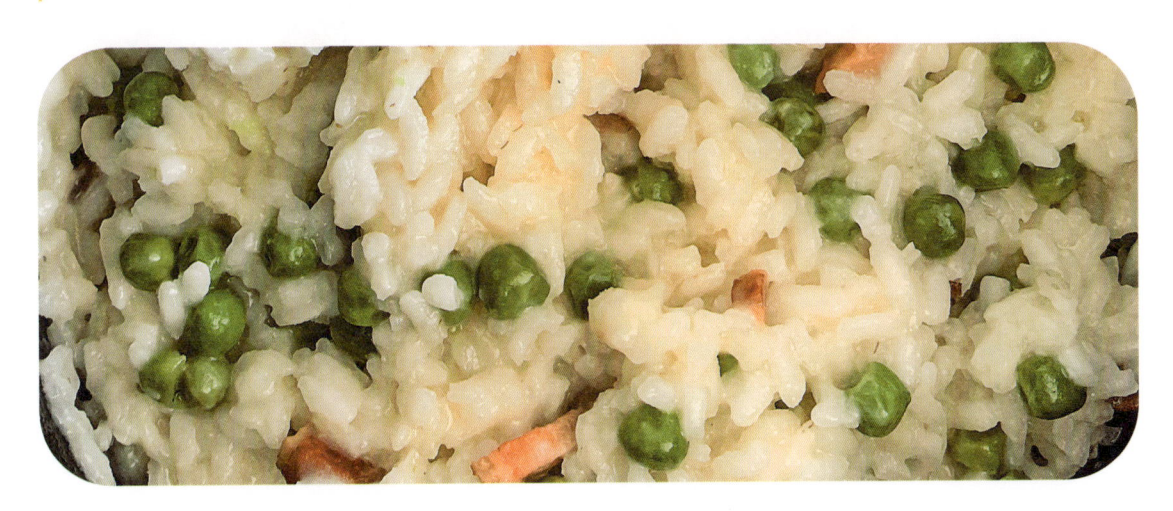

HAMBURGUINHOS SUÍNOS

Rendimento: 12 hamburguinhos | Tempo de preparo: 10 min

Ingredientes

- 500 g de carne moída suína
- 1 cenoura ralada
- ½ cebola ralada
- 1 dente de alho ralado
- 2 colheres (sopa) de farinha de aveia
- 1 colher (chá) de sal
- Azeite para dourar

Modo de preparo

Misture todos os ingredientes, forme bolinhas do mesmo tamanho e leve-as para dourar no azeite quente. Enquanto estiverem dourando, aperte levemente com uma espátula para dar o formato. Pronto! Eu servi com um macarrão de grãos ao molho de tomate e abobrinha.

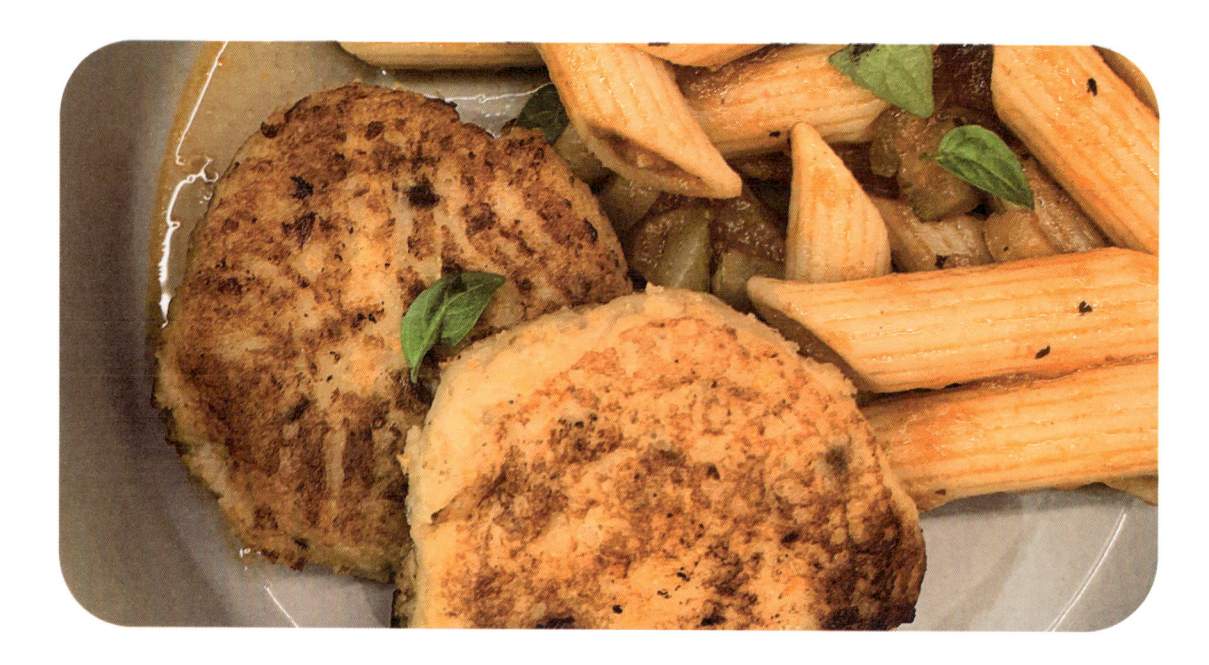

NUGGETS CASEIROS E GUACAMOLE

Rendimento: 12 nuggets | Tempo de preparo: 30 min

Ingredientes

Nuggets
- 500 g de filé de sassami de frango
- 2 ovos batidos
- 1 pacote de chips de batata-doce bem triturados (opte pelas opções assadas e sem conservantes)

Guacamole das crianças
- 1 avocado
- ½ cebola roxa picada
- ½ limão
- 1 pitada de sal
- 1 pitada de pimenta-do-reino moída na hora

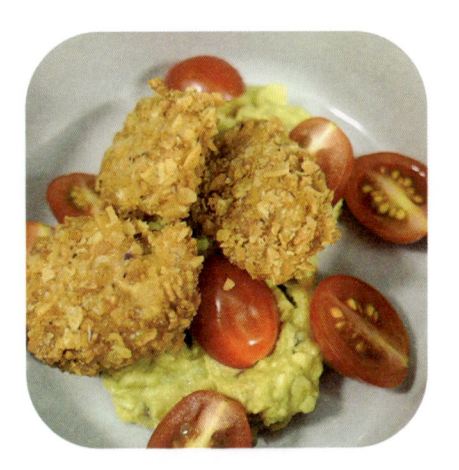

Modo de preparo dos nuggets e da guacamole

Empane os filezinhos de sassami no ovo, depois passe-os nos chips de batata-doce e coloque-os em uma assadeira untada com manteiga. Leve-os para assar em forno preaquecido a 180 °C, até dourar dos dois lados. Enquanto isso, faça a guacamole amassando o avocado com um garfo e acrescentando os demais ingredientes. Eu servi com alguns tomates-cereja cortados ao meio.

RECEITAS 1 A 2 ANOS

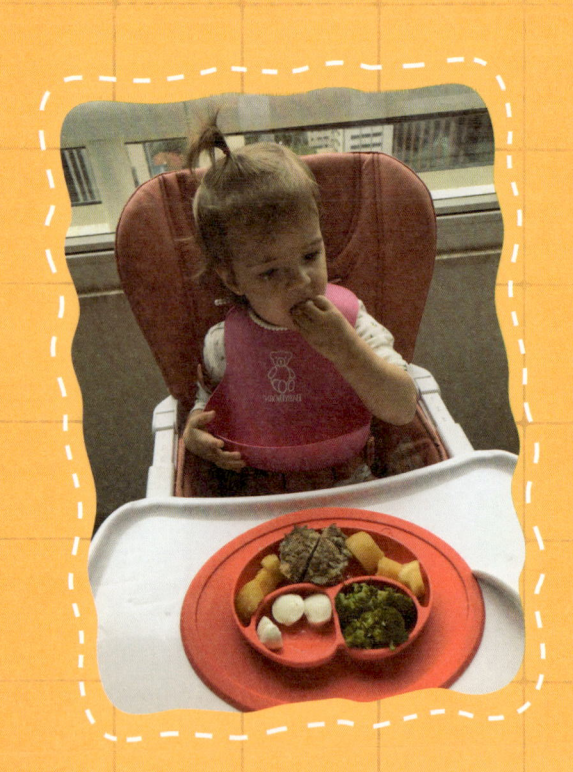

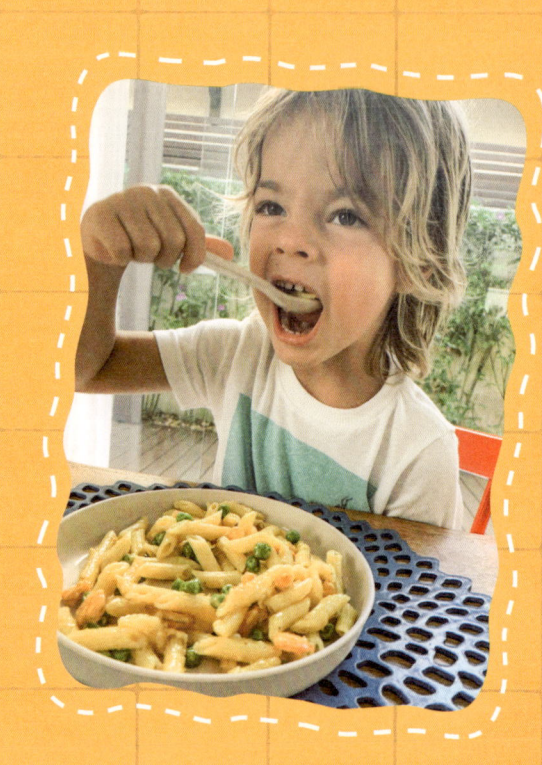

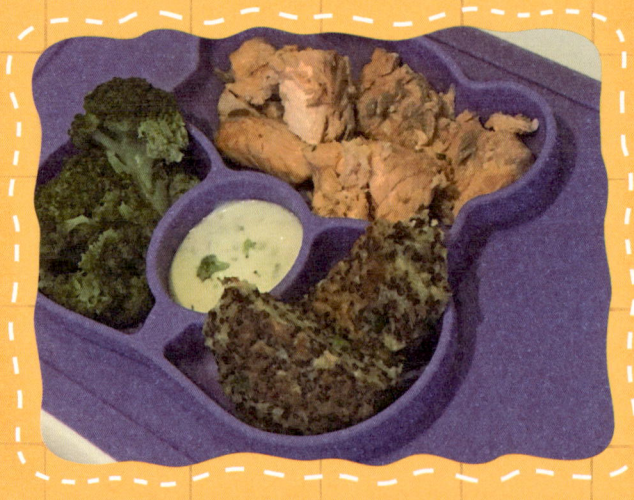

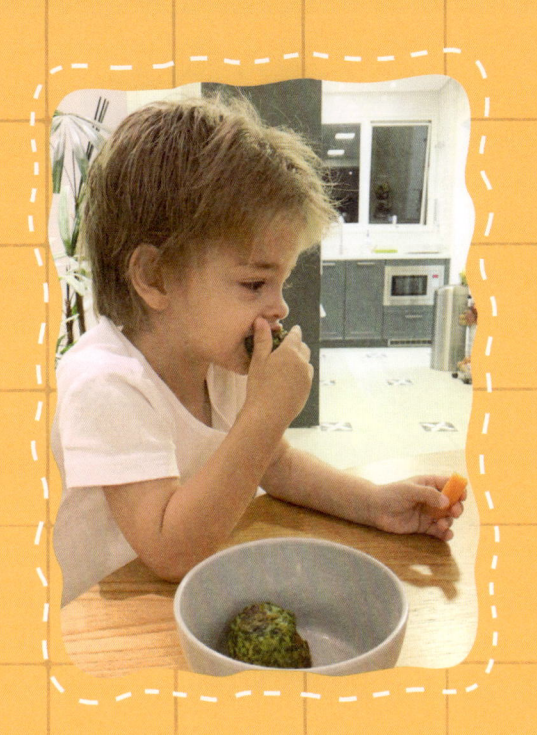

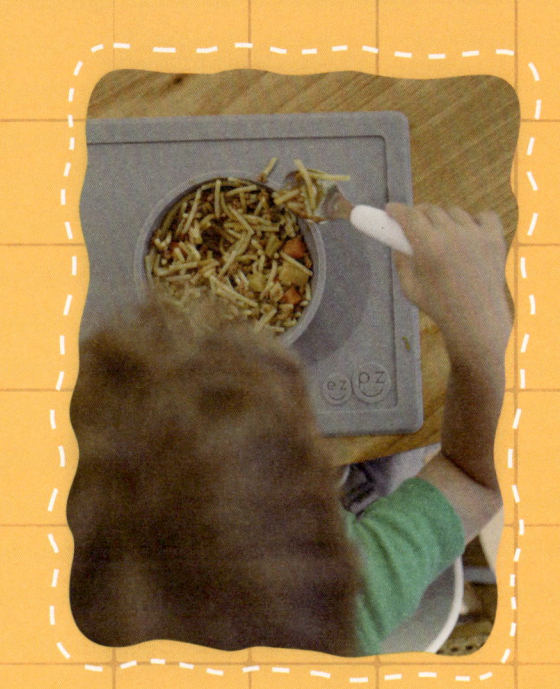

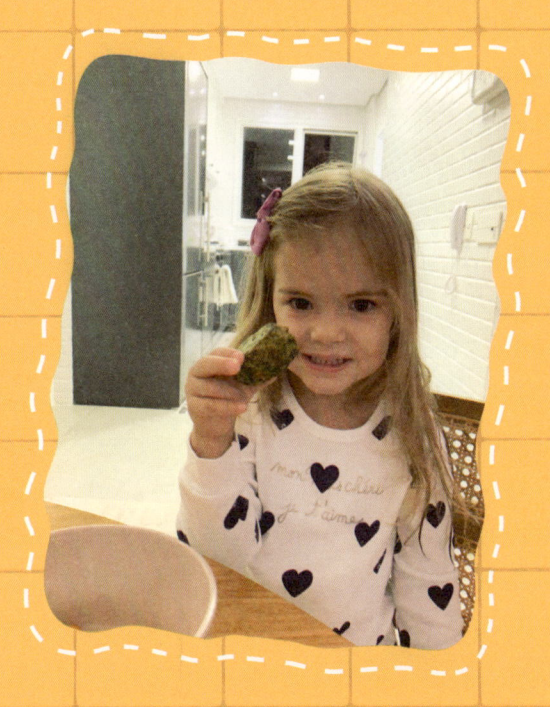

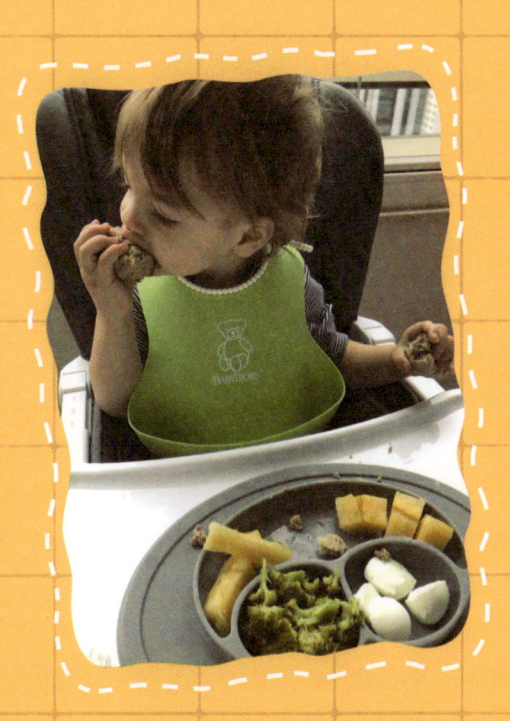

3 A 7 ANOS

INTRODUÇÃO

Bem-vindos à fase da mão na massa, literalmente. O amor e o prazer de comer e cozinhar, a gente ensina só de um jeito: cozinhando! Trazer a criança para a cozinha é trabalhar novamente a familiaridade com os alimentos, que é a base fundamental para a aceitação e a posterior apreciação desses mesmos alimentos. A expectativa não é que a criança coma tudo o que ela mesma prepara, embora isso tenda a acontecer, mas, sim, que ela se sinta cada vez mais confortável com aqueles alimentos e preparos! Fazer bolos, pães, cookies, ovos mexidos (até tábuas de queijo!) se torna uma atividade que as crianças executam perfeitamente. Se ainda tiverem um avental especial ou um utensílio só deles, melhor ainda...

Veja a seguir algumas atividades que as crianças podem executar de acordo com a idade.

2 a 3 anos – ainda precisam de bastante supervisão na cozinha:

- Arrumar a mesa (utensílios que não quebram).
- Espremer limão.
- Lavar folhas verdes, uvas, maçãs, batatas, cenouras: use uma bacia baixa com água, uma pequena escova e um pano de prato para secarem.
- Mexer massa de bolo: importante ter um batedor ou uma colher de pau pequena, do tamanho deles.
- Amassar purê de batata.
- Limpar a mesa/bancada com uma esponja ou um pano úmido – eles amam.

3 a 4 anos – já conseguem fazer as mesmas tarefas anteriores, mas com bem menos supervisão:

- Todas as tarefas anteriores, porém, mais independentes.
- Rasgar folhas verdes para a salada; melhor ainda se for alface roxa!
- Despejar ingredientes: comece a praticar com alimentos secos, como feijões, depois passe para farinhas, massa de bolo, leite etc.

- Varrer o chão: pode ser com uma minivassoura ou com uma pazinha e escova de adulto mesmo.

5 a 7 anos – a coordenação motora fina está bem mais desenvolvida:

- Cortar legumes e frutas.
- Descascar batatas.
- Untar fôrmas.
- Ralar queijo.
- Colocar uma mesa completa.

Perto dos 4 anos, outra coisa entra em jogo: o mundo exterior! Seja na escola, na rua, no prédio, agora seu pequeno gourmet tem amiguinhos. E esses amigos comem outras coisas, de um jeito diferente, em outros horários, e com outras "regras"! É agora que a paixão dele por comida vai brilhar, com a curiosidade em conhecer outros alimentos e preparos, principalmente algo que os amigos amam! No entanto, as rejeições e as manias dos amigos também passam, viu?

Por isso, perto dos 4 anos, outras atividades relacionadas à comida também fazem a diferença, como cuidar de uma horta, ir à feira, ao supermercado, à peixaria. Agora eles realmente entendem e podem ser participantes ativos no processo! Uma horta, por exemplo, é uma excelente atividade para aprimorar a educação alimentar. Não precisa ser nada grande: muitas vezes um feijão crescendo no algodão e depois transferido para um vasinho de terra já é um começo. Se você tiver um terreno sobrando, deixe uma batata-doce em água até criar raízes e transfira-a para a terra. As crianças vão amar a rapidez com que ela crescerá!

Neste capítulo, você vai encontrar uma seleção de receitas perfeitas para levar seus pequenos gourmets para a cozinha com você. Todas testadas e aprovadas repetidas vezes pelos meus próprios pequenos gourmets!

PEQUENOS GOURMETS

PANQUECAS DE QUINOA E MEL

Rendimento: 20 panquecas | Tempo de preparo: 20 min

Ingredientes

- 1 xícara (chá) de quinoa branca cozida
- ¾ de xícara (chá) de farinha (da sua preferência)
- 2 colheres (chá) de fermento em pó
- ½ colher (chá) de sal
- 2 ovos batidos
- ¼ de xícara (chá) de leite
- 1 colher (sopa) de manteiga derretida
- 3 colheres (sopa) de mel
- Spray de óleo de coco para cozinhar ou manteiga

Modo de preparo

Misture todos os ingredientes; primeiro os secos e depois acrescente aos poucos os líquidos. Aqueça uma frigideira e unte-a com o óleo de coco ou a manteiga. Cozinhe as panquecas no tamanho que preferir, deixando 2 minutos de cada lado (dica: vire quando surgirem bolinhas em cima da massa). Eu servi com requeijão e geleia de damasco sem açúcar!

Eu cozinho a quinoa um dia antes, aí, de manhã, é só misturar os ingredientes, e pronto!

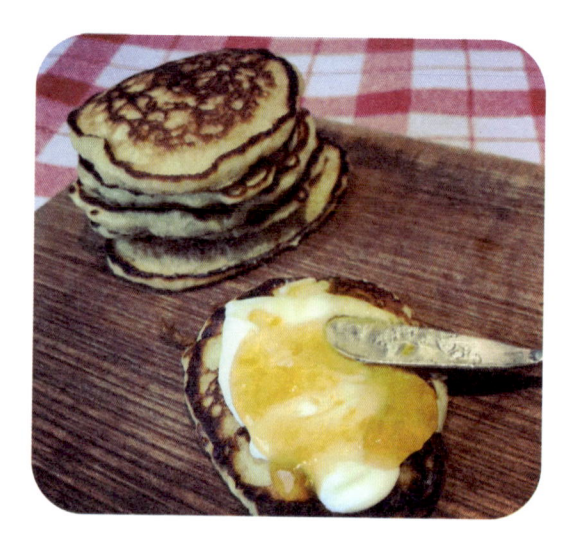

BISNAGUINHA DE MANDIOQUINHA

Rendimento: 24 bisnaguinhas | Tempo de preparo: 50 min + 2 horas de descanso da massa

Ingredientes

- 1 sachê de fermento biológico seco (10 g)
- 1 colher (sopa) de açúcar
- 1 colher (chá) de sal
- ½ xícara (chá) de leite morno
- 2 colheres (sopa) de manteiga derretida
- 1 ovo
- 1 xícara (chá) de purê de mandioquinha (cozinhe na água, escorra e amasse com garfo)
- 3 ½ xícaras (chá) de farinha de trigo

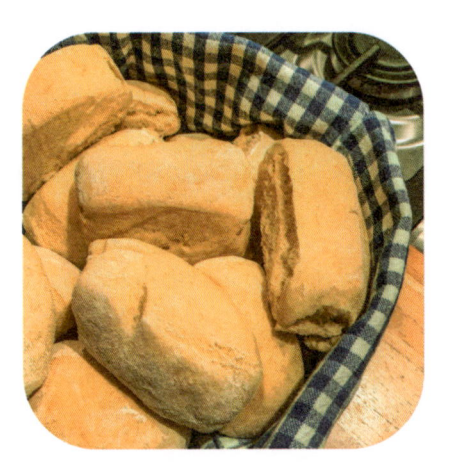

Modo de preparo

Comece misturando o fermento com açúcar e sal e em seguida dissolva-os no leite morno. Junte a manteiga, o ovo e o purê de mandioquinha. Misture bem. Vá adicionando farinha aos poucos; e, quando ela começar a se soltar, passe para a bancada já enfarinhada. Use mais farinha se achar necessário, até a massa se soltar bem das mãos. Sove por aproximadamente 10 minutos. Forme uma grande bola e deixe-a descansar, para crescer, em uma tigela tampada com um pano por 1 hora. Depois que a massa crescer, modele as bisnaguinhas, passe para a fôrma enfarinhada e deixe-as crescer por mais 1 hora. Asse em forno preaquecido a 180 °C por 20 a 30 minutos (depende do forno).

Para dar mais cor à bisnaguinha, faça um purê de mandioquinha e cenoura. Quem preferir também pode pincelar gema de ovo por cima!

PÃO DE BATATA-DOCE

Rendimento: 2 unidades | Tempo de preparo: 50 min + 1h40 de descanso da massa

Ingredientes

- 1 ½ xícara (chá) de purê de batata-doce (só cozinhar as batatas e amassá-las, sem tempero)
- 2 ovos batidos
- 2 colheres (sopa) de manteiga amolecida
- ½ xícara (chá) de açúcar
- 1 colher (chá) de sal
- 1 sachê de fermento biológico seco (10 g)
- ½ xícara (chá) de água morna
- 5 xícaras (chá) de farinha de trigo

Modo de preparo

Em uma tigela, misture o purê de batata-doce, os ovos batidos e a manteiga. Adicione então açúcar, sal, fermento e água morna. Comece adicionando a farinha apenas uma xícara por vez. Quando começar a formar uma massa, transfira para a mesa levemente enfarinhada e trabalhe a massa até que ela fique lisa e homogênea, formando uma grande bola. Eu sovei por uns 4 minutos, e a massa ficou lisa bem rápido. Unte a tigela com azeite e transfira a massa para ela. Cubra-a e deixe a massa descansar por 1 hora, preferencialmente em um local quente. Eu gosto de preaquecer o forno por 30 minutos enquanto a massa cresce em cima do fogão. Ela vai dobrar de tamanho, e, antes de retirá-la da tigela, dê leves socos nela para retirar o ar. Dobre as extremidades da massa para formar uma bola novamente, transfira-a para a mesa levemente enfarinhada e divida-a em duas partes. Modele e coloque-a em duas fôrmas de pão untadas com azeite. Cubra-as novamente e deixe-as crescer por 40 minutos. Elas vão dobrar de tamanho novamente. Aí, é só levá-las para assar no forno preaquecido a 190 °C por 40 minutos, ou até que você possa bater no topo do pão e ele estiver durinho, fazendo "eco".

3 A 7 ANOS

Eu escolhi pincelar os meus com leite, mas existem outras opções, de acordo com o resultado que você queira:
- Clara de ovo antes de assar – crosta brilhante
- Leite antes de assar – crosta escura
- Spray de água no forno – crosta crocante
- Manteiga depois de assar – crosta macia

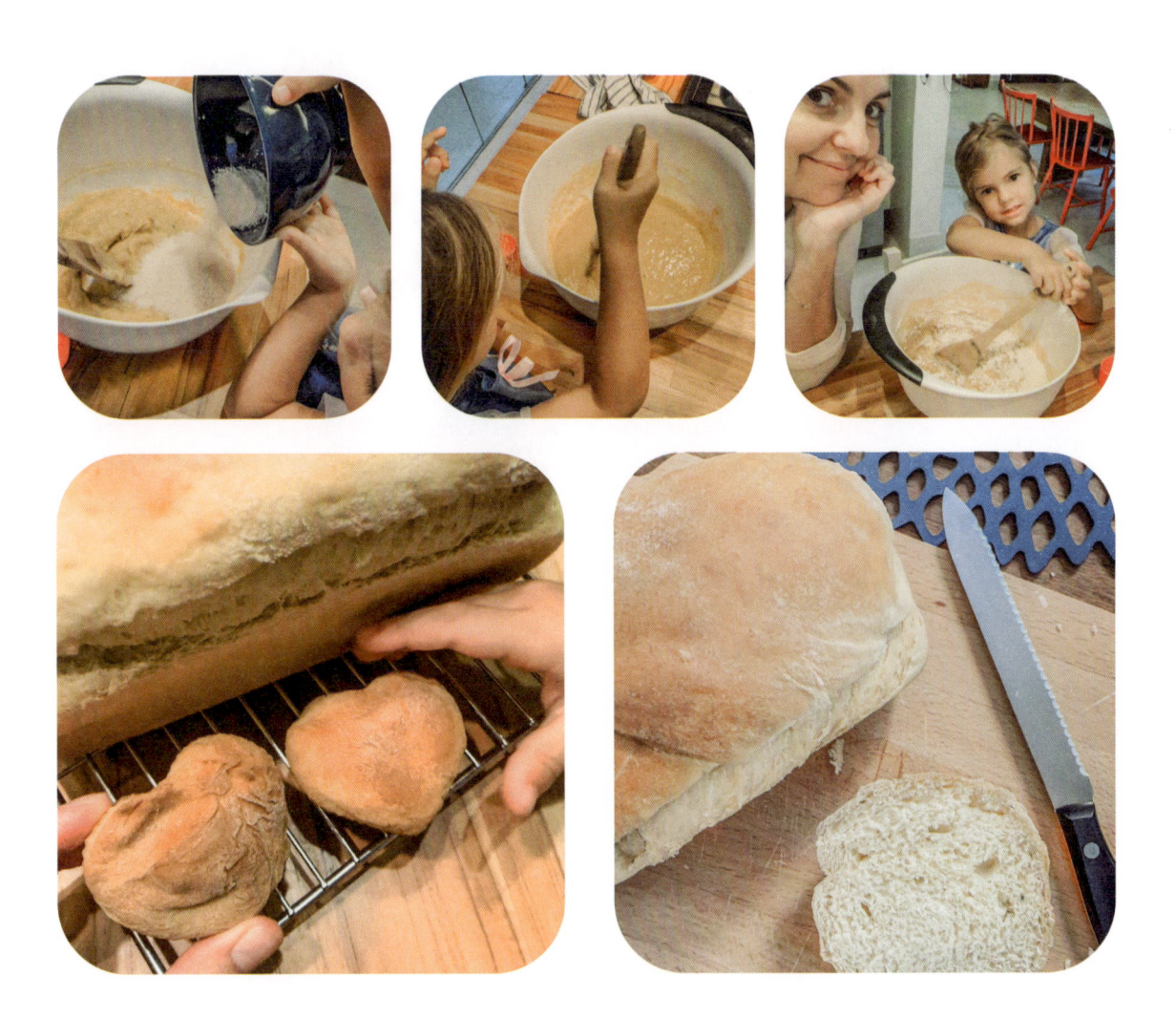

PÃO DE ABÓBORA

Rendimento: 16 porções | Tempo de preparo: 50 min + 2 horas de descanso da massa

Ingredientes

- 1 sachê de fermento biológico seco (10 g)
- ¼ de xícara (chá) de açúcar demerara
- ½ xícara (chá) de creme de leite morno
- 4 colheres (sopa) de manteiga amolecida
- 2 colheres (chá) de sal
- 2 ovos
- 1 xícara (chá) de purê de abóbora
- 4 xícaras (chá) de farinha de trigo

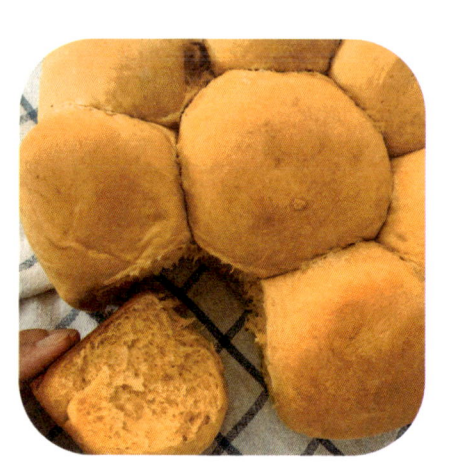

Modo de preparo

Alimente o fermento misturando-o na metade do açúcar e do creme de leite. Espere 5 minutos e misture todos os outros ingredientes. Sove a massa até ficar lisa. Faça uma grande bola e coloque-a para crescer já na fôrma em que assará, untada. Depois de 1 hora, separe a massa em 16 bolinhas e coloque-as novamente na mesma fôrma. Deixe crescer por mais 1 hora. Leve ao forno preaquecido a 160 °C por 30 minutos ou até que a parte de cima fique dourada! Deguste quentinho!

Para o purê de abóbora, eu cozinho ¼ de abóbora-cabotiá, sem casca, no vapor, processo-a ainda quente com um pouquinho de água, e só. Sem tempero algum, para não afetar a composição do pão.

PICOLÉS CASEIROS

Rendimento: depende do tamanho de cada forminha de picolé | Tempo de preparo: 10 min + 2 horas de congelador

Estas receitas são mais simples, e as fiz totalmente "a olho" e provando em seguida. Vai do gosto mesmo.

MANGA e KIWI: 1 manga picada, 2 kiwis bem maduros, picados, e 1 colher (sopa) de mel. Bata tudo no liquidificador e despeje nas forminhas de picolé.

PÊSSEGO e MIRTILO: processe partes iguais de pêssego e mirtilo (uma daquelas combinações perfeitas na gastronomia) e adicione aos poucos creme de leite para formar o creme. Picolés com leite ou derivados derretem mais rápido! Avise as crianças.

MELANCIA e KIWI COM ÁGUA DE COCO: partes iguais de melancia e kiwi, e água de coco suficiente para ficar mais líquido. Bata tudo no liquidificador e despeje nas forminhas de picolé. Depende bem do olho mesmo.

MORANGO, CEREJA, MIRTILO e IOGURTE: acrescentei iogurte pela primeira vez, para dar a cremosidade que as frutas vermelhas não têm. Usei mais ou menos uns 500 g de frutas vermelhas para aproximadamente 1 xícara (chá) de iogurte (200 ml), bati tudo no liquidificador e despejei nas forminhas de picolé.

Já as receitas a seguir têm medidas mais exatas para conseguir o equilíbrio perfeito de sabor! E o preparo é o mesmo: bata tudo no liquidificador, despeje nas forminhas para picolé e leve para congelar por 2 horas.

LIMÃO-SICILIANO COM COCO
- 2 xícaras (chá) de leite de coco (p. 64)
- ½ xícara (chá) de suco de limão-siciliano
- 2 colheres (sopa) de açúcar demerara
- Raspas de 1 limão-siciliano

ABACAXI e COCO
- 2 xícaras (chá) de abacaxi picado
- 1 xícara (chá) de leite de coco (p. 64)
- 1 colher (sopa) de mel
- Coco ralado (opcional)

ABACAXI, BANANA e LARANJA
- 2 xícaras (chá) de abacaxi picado
- 2 bananas em rodelas
- 2 laranjas descascadas

BANANA e CREME DE AVELÃ
- ½ xícara (chá) de creme de avelã (129 g)
- 1 ½ xícara (chá) de leite de amêndoas sabor chocolate
- 2 bananas em rodelas

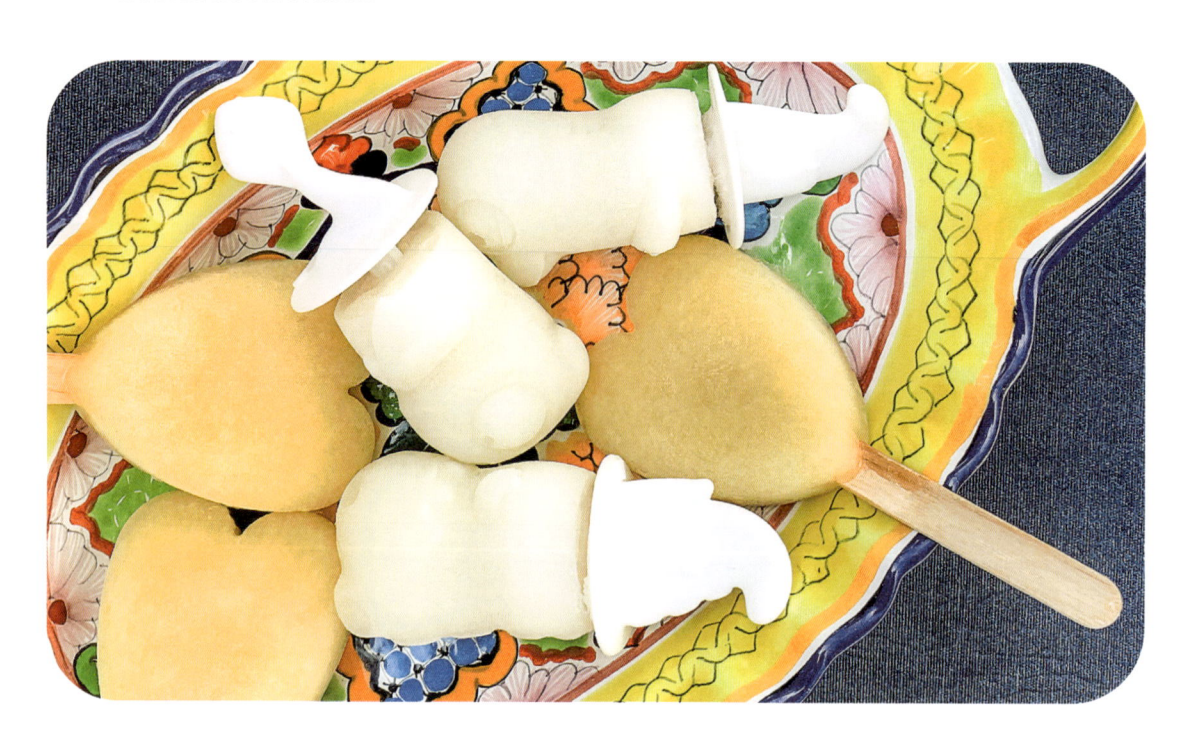

NINHOS DE CEREAL

Rendimento: 4 a 6 ninhos | Tempo de preparo: 10 min + 1 hora de geladeira

Ingredientes

- 1 xícara (chá) de chocolate ao leite, em pedaços
- ⅓ de xícara (chá) de manteiga sem sal
- 4 colheres (sopa) de mel ou melado
- 2 xícaras (chá) de cereal tipo cornflakes
- Ovinhos de chocolate para decorar

Modo de preparo

Comece levando ao micro-ondas o chocolate, a manteiga e o mel por 30 segundos. Retire a mistura, mexa bem e volte ao micro-ondas por mais 30 segundos. Deixe-a esfriar um pouco e junte o cereal. Forme pequenos ninhos dentro de forminhas para cupcake e leve-as ao refrigerador por no mínimo 1 hora. Na hora de servir, decore-as com os ovinhos de chocolate!

PINK LEMONADE

Rendimento: 2 porções | Tempo de preparo: 5 min

Ingredientes

- Suco de 3 limões
- 3 colheres (sopa) de framboesas congeladas
- 2 ½ xícaras (chá) de água gelada
- Mel a gosto

Modo de preparo

Basta bater tudo no liquidificador ou em um mixer pequeno!

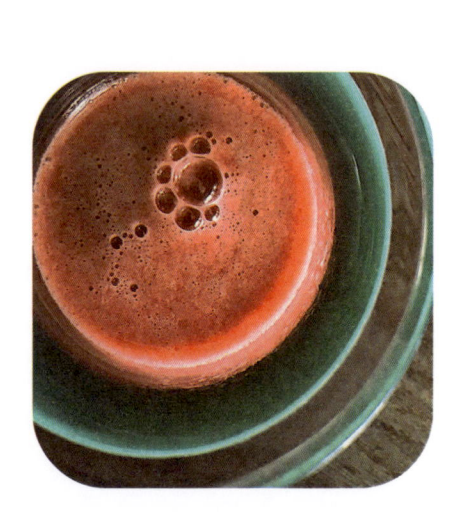

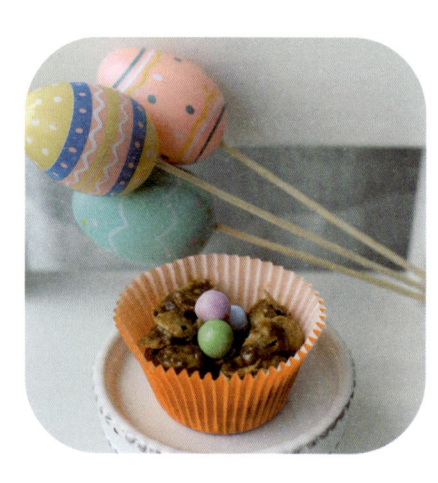

COOKIES CLÁSSICOS

Rendimento: 8 a 10 cookies | Tempo de preparo: 20 min

Ingredientes

- 1 xícara (chá) de manteiga amolecida
- 1 xícara (chá) de açúcar demerara
- 2 ovos
- 1 colher (chá) de extrato de baunilha
- 2 ¼ de xícaras (chá) de farinha de trigo integral
- 1 colher (chá) de bicarbonato de sódio
- ⅔ de colher (chá) de sal
- 2 xícaras (chá) de gotas de chocolate (usei 1 xícara (chá) de confeitos coloridos, porque era o que eu tinha em casa)

Modo de preparo

Comece misturando na batedeira a manteiga com o açúcar. Adicione então os ovos e a baunilha e bata mais um pouco. Aos poucos, adicione a farinha, o bicarbonato e o sal e misture com as mãos. Por último, o chocolate. Forme bolinhas com as mãos e leve-as para assar em forno preaquecido a 190 °C por 12 a 15 minutos. Importante: ao retirar do forno, espere 5 minutos antes de mexer neles, pois ainda estarão moles. Eles ficam mais durinhos conforme esfriam! E, claro, esta versão é modificada, uma vez que a original leva farinha e açúcar brancos!

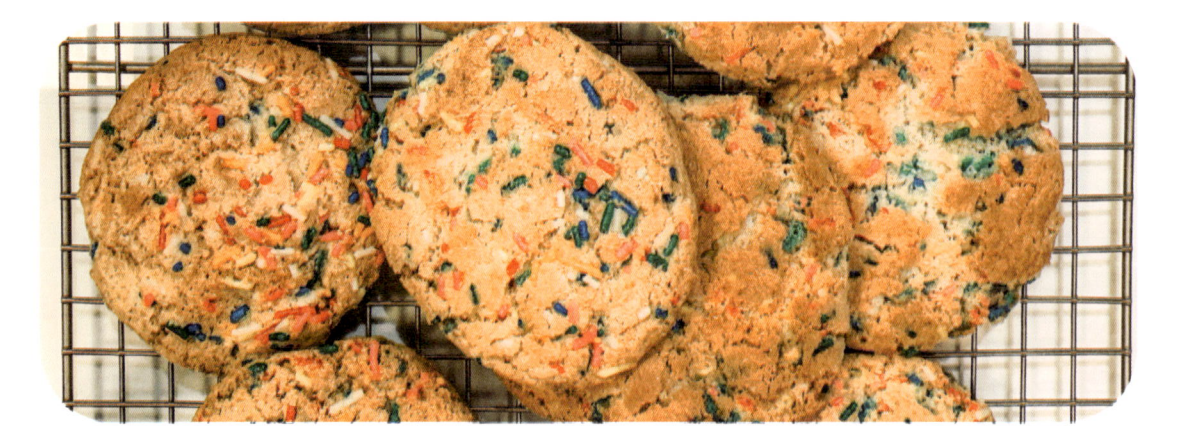

3 A 7 ANOS

BOLACHINHAS DE NATAL

Rendimento: 8 a 10 bolachinhas, dependendo do tamanho | Tempo de preparo: 50 min

Ingredientes

- 1 xícara (chá) de manteiga amolecida
- ¾ de xícara (chá) de açúcar (de sua preferência)
- 1 ovo
- 1 colher (chá) de extrato de baunilha
- 2 ½ xícaras (chá) de farinha de trigo (ou outra de sua preferência)
- ½ xícara (chá) de cacau em pó
- Glacê e confeitos para decorar

Modo de preparo

Bata a manteiga com o açúcar na batedeira e em seguida acrescente o ovo e a baunilha. Aos poucos, acrescente a farinha e o cacau em pó. Passe a massa para a mesa e forme uma grande bola. Amasse-a levemente, envolva-a em plástico de filme PVC e leve-a para a geladeira por, no mínimo, meia hora. Preaqueça o forno a 190 °C. Divida a massa em quatro partes e abra cuidadosamente cada uma com a ajuda de um rolo de cozinha. Corte as bolachinhas no formato desejado e disponha na assadeira (não precisa untar). Asse por 10 a 15 minutos, dependendo da grossura dos biscoitos, ou até ficarem dourados. Deixe esfriar um pouco antes de decorar!

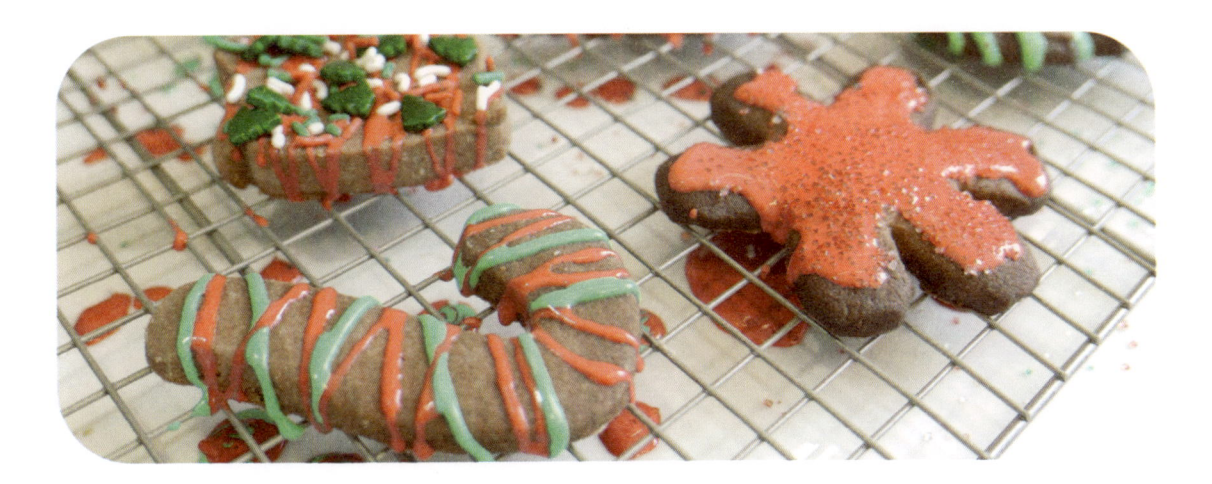

PEQUENOS GOURMETS

BOLO DE BANANA DA CHEF
Rendimento: 1 unidade | Tempo de preparo: 55 min

Ingredientes

- ½ xícara (chá) de manteiga derretida
- ½ xícara (chá) de açúcar demerara
- 2 ovos
- 1 colher (chá) de extrato de baunilha
- 1 xícara (chá) de farinha de trigo
- ½ xícara (chá) de farinha de trigo integral
- 1 colher (chá) de bicarbonato de sódio
- ½ colher (chá) de sal
- ½ xícara (chá) de creme de leite
- 3 bananas maduras picadas

Modo de preparo

Preaqueça o forno a 180 °C. Unte uma fôrma de pão. Em uma tigela, misture a manteiga e o açúcar. Adicione os ovos e a baunilha e misture bem. Junte as farinhas, o bicarbonato e o sal, e bata até ficar uniforme. Por fim, adicione o creme de leite e as bananas. Despeje a mistura na assadeira untada com manteiga e asse-a por 45 minutos, ou até que consiga espetar um palito no centro e ele saia limpo. Deixe esfriar uns 15 minutos antes de desenformar.

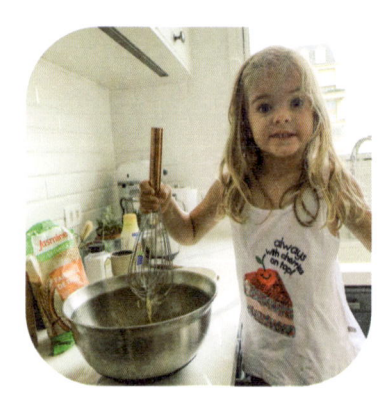

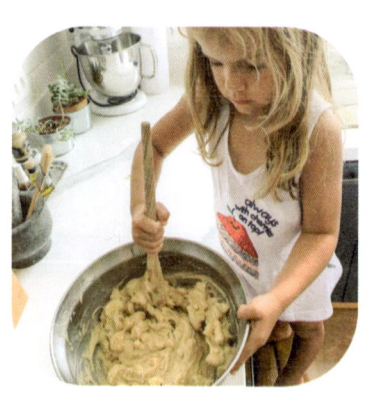

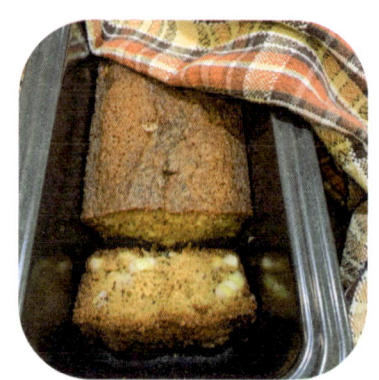

3 A 7 ANOS

BOLO DE CHOCOLATE DO VÔ CIEL

Rendimento: 8 a 10 porções | Tempo de preparo: 40 min

Ingredientes

Massa
- 1 xícara (chá) de açúcar demerara (ou da sua preferência)
- 1 xícara (chá) de chocolate em pó
- 2 xícaras (chá) de farinha de trigo
- 1 xícara (chá) de óleo vegetal
- 2 ovos
- 1 xícara (chá) de água fervente
- 1 colher (sopa) de fermento em pó

Cobertura
- 2 colheres (sopa) de manteiga
- 4 colheres (sopa) de açúcar demerara
- 4 colheres (sopa) de chocolate em pó
- ½ xícara (chá) de leite
- Granulado para decorar

Modo de preparo

Preaqueça o forno a 180 °C e unte com manteiga uma fôrma retangular média. Misture todos os ingredientes secos, com exceção do fermento. Vá acrescentando o óleo, depois os ovos e por último a água fervente. Adicione o fermento e misture bem. Asse por 30 minutos ou até que consiga espetar um palito na massa e ele saia limpo. Faça a cobertura derretendo a manteiga e acrescentando os demais ingredientes. Espalhe-a no bolo ainda quente e decore com granulado.

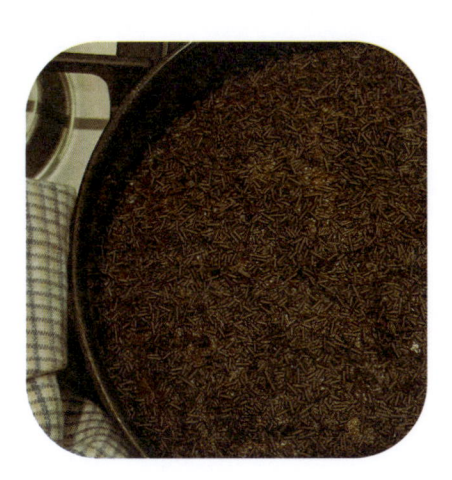

PEQUENOS GOURMETS

BOLINHOS DE CHUVA DA VOVÓ

Rendimento: 20 bolinhos | Tempo de preparo: 20 min

Ingredientes

- 2 ovos
- 2 xícaras (chá) de farinha de trigo
- 2 colheres (chá) de fermento em pó
- 1 colher (sopa) de açúcar
- 1 xícara (chá) de leite
- Óleo para fritar

Modo de preparo

Misture tudo (menos o leite). Depois vá colocando o leite devagar, até a massa dar liga para fazer o bolinho; porém, ela não pode ficar nem muito dura, nem muito mole. Frite em óleo quente a quantidade de uma colher de sobremesa para cada bolinho. Polvilhe com canela antes de servir!

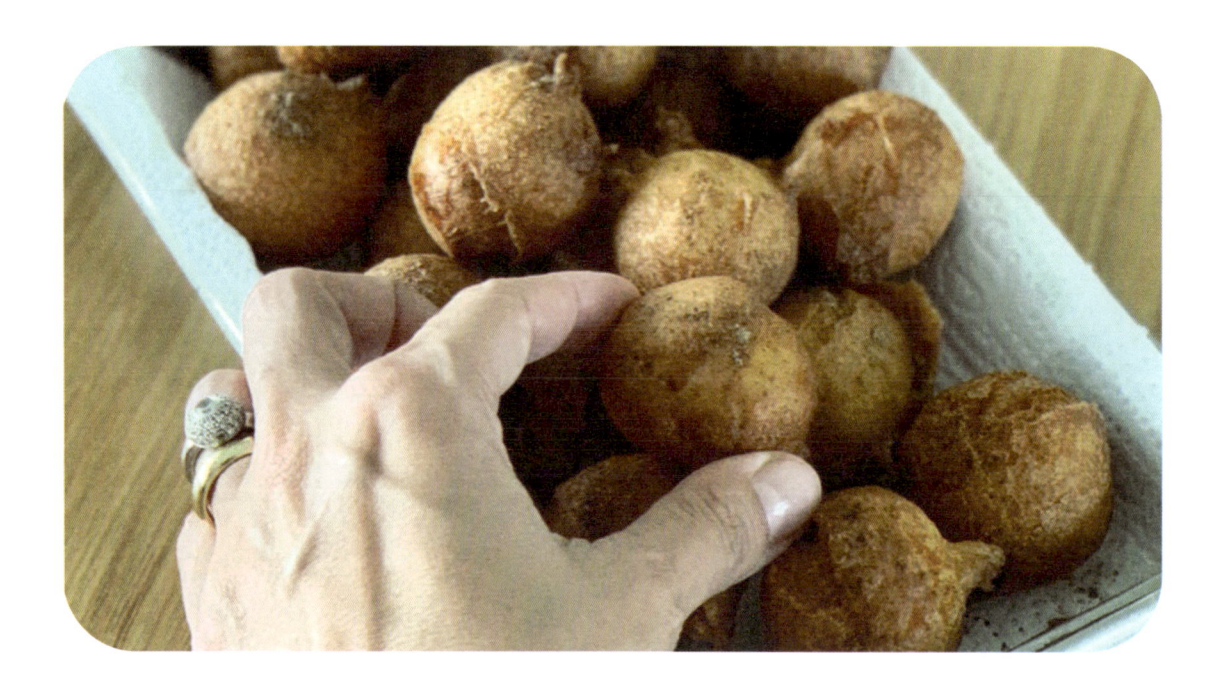

TORTA DE LIQUIDIFICADOR DE BOLONHESA ENRIQUECIDO

Rendimento: 8 porções | Tempo de preparo: 40 min

Ingredientes

Massa
- 1 xícara (chá) de óleo
- 3 ovos
- 2 xícaras (chá) de leite
- 2 xícaras (chá) de farinha de trigo
- 1 colher (chá) de sal
- 1 colher (sopa) de fermento em pó

Recheio
- 2 xícaras (chá) de molho à bolonhesa enriquecido (p. 126)

Modo de preparo

Preaqueça o forno a 180 °C. Coloque todos os ingredientes da massa no liquidificador, menos o fermento. Bata bem até formar uma massa homogênea. Passe do liquidificador para uma tigela e coloque o fermento, misturando bem. Unte uma fôrma com manteiga ou óleo. Coloque metade da massa na fôrma. Espalhe o recheio por cima. Coloque o restante da massa cobrindo o recheio. Leve ao forno até dourar, por cerca de 35 minutos.

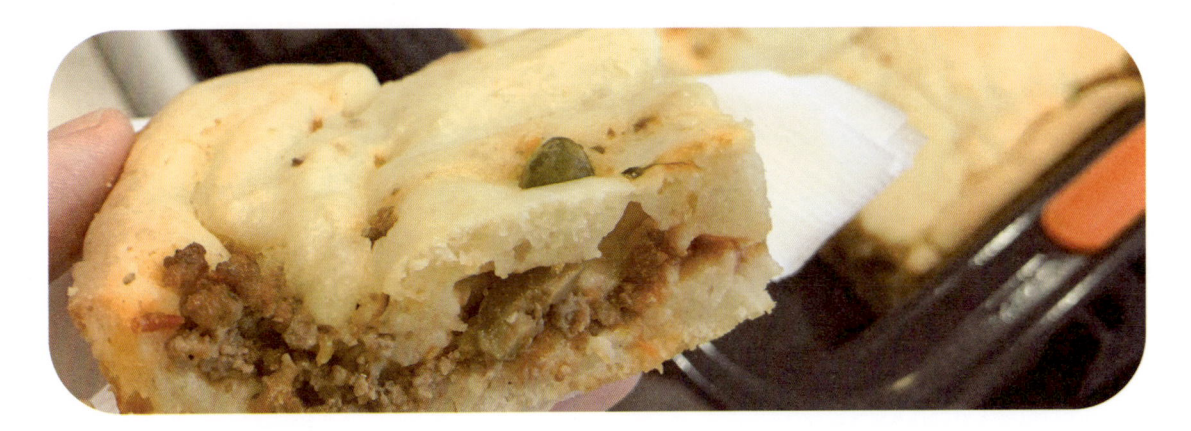

SUSHI DE BANANA

Rendimento: 1 porção | Tempo de preparo: 5 min

Ingredientes

- 1 folha de pão, tipo wrap, de sua preferência
- 1 colher (sobremesa) de pasta de castanha-de-caju (também fica bom com pasta de amendoim)
- 1 banana descascada inteira
- Canela em pó

Modo de preparo

Abra a folha de pão, espalhe a pasta de castanha-de-caju. Coloque a banana bem na borda e a enrole. Aí, é só cortar em rodelas finas e polvilhar a canela por cima!

Para a pasta de castanha-de-caju, asse 2 xícaras (chá) de castanhas em forno a 180 °C por 10 minutos, depois bata no processador por 15 minutos, até formar uma pasta.

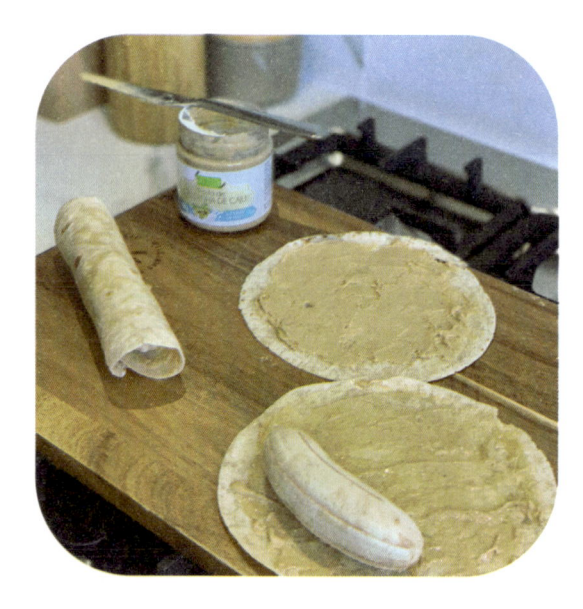

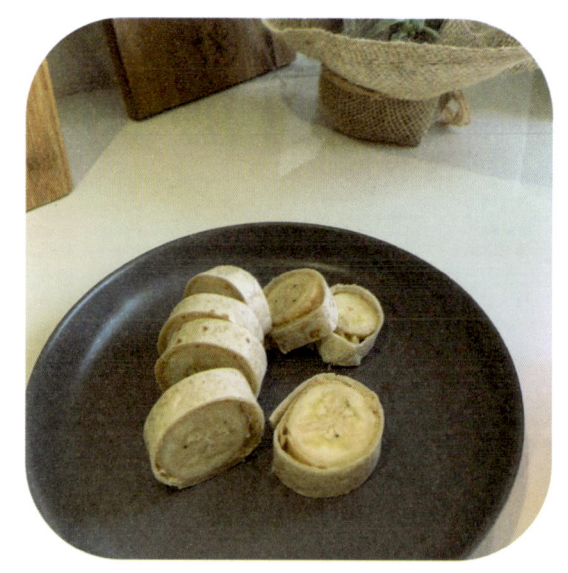

TORTINHAS DE PÊSSEGO

Rendimento: 12 tortinhas | Tempo de preparo: 30 min

Ingredientes

- Polpa de 6 pêssegos maduros
- 1 pacote de massa folhada congelada
- 1 gema de ovo batida para pincelar

Modo de preparo

Cozinhe a polpa dos pêssegos no vapor até amolecerem. Ainda quentes, amasse com um garfo formando um purê. Abra a folha de massa folhada, recorte no formato de pequenos círculos. Recheie com uma colher (chá) de purê de pêssego, cubra com outro círculo e pressione as bordas com um garfo, formando as tortinhas. Pincele com a gema de ovo e asse em forno preaquecido a 180 °C por 20 minutos, ou até dourar por cima.

Não consigo de jeito nenhum fazer os gêmeos comerem pêssegos. Simplesmente não gostam da fruta. Mas, teimosa que sou, não aceito um "não" de dois toquinhos de gente, né? Resultado? Acabaram com todas em menos de uma hora! Ainda vou repetir essa receita algumas vezes até eles se acostumarem bem com o gosto dos pêssegos. Depois volto a oferecer in *natura*.

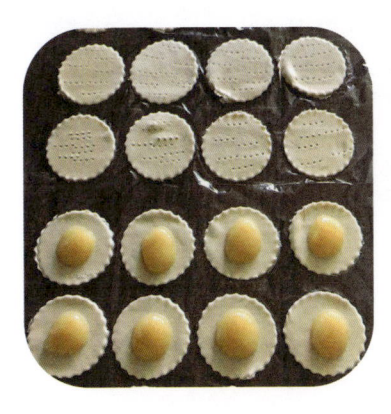

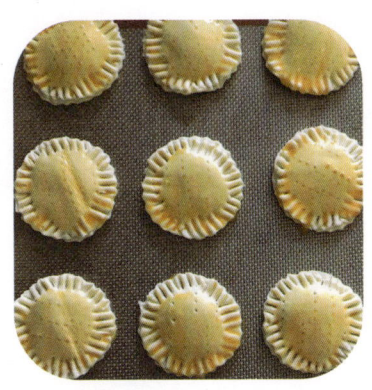

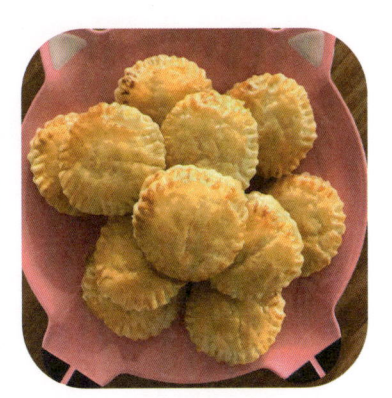

MUFFINS DE IOGURTE

Rendimento: 8 a 10 muffins | Tempo de preparo: 30 min

Ingredientes

- 1 xícara (chá) de iogurte natural (aproximadamente 200 ml)
- 1 xícara (chá) de óleo (mesma medida do iogurte)
- 4 ovos inteiros
- 1 colher (café) de essência de baunilha
- 2 xícaras (chá) de farinha de trigo
- 1 xícara (chá) de açúcar demerara
- 1 colher (sopa) de fermento em pó

Modo de preparo

Preaqueça o forno a 180 °C. Bata no liquidificador o iogurte, o óleo, os ovos e a essência de baunilha. Transfira a mistura para uma tigela e junte a farinha de trigo e o açúcar, colocando o fermento por último. Misture bem e leve ao forno em forminhas de muffin untadas por volta de 20 minutos, ou até que possa enfiar um palito no centro da massa e ele saia limpo.

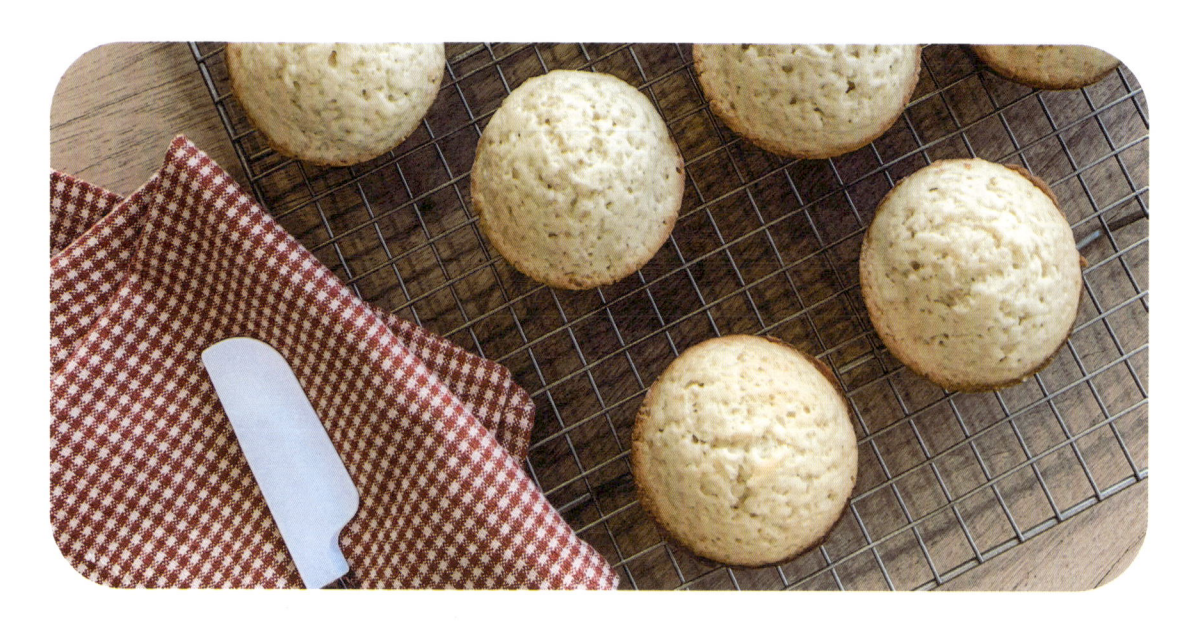

3 A 7 ANOS

MUFFINS DE MILHO

Rendimento: 6 muffins | Tempo de preparo: 30 min

Ingredientes

- 2 ½ xícaras (chá) de farinha de trigo
- 1 colher (sopa) de açúcar
- 1 colher (chá) de fermento em pó
- ¾ de xícara (chá) de leite integral
- 1 ovo
- 4 colheres (sopa) de manteiga derretida
- 100 g de peito de peru picado
- ⅔ de xícara (chá) de queijo picado
- 2 xícaras (chá) de milho cozido

Modo de preparo

Misture tudo, coloque em forminhas de muffin previamente untadas e asse em forno preaquecido a 180 °C por 25 minutos.

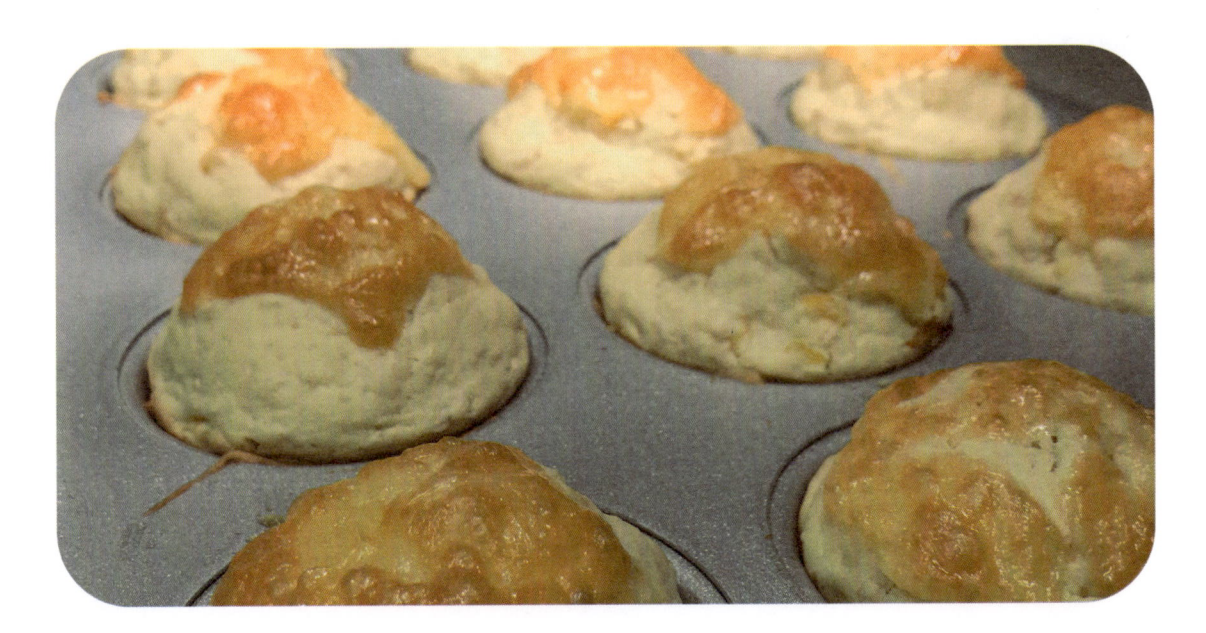

MUFFINS DE MIRTILO

Rendimento: 8 a 10 muffins | Tempo de preparo: 40 min

Ingredientes

Massa
- 1 ½ xícara (chá) de farinha de trigo
- ⅓ de xícara (chá) de açúcar demerara
- ½ colher (chá) de sal
- 2 colheres (chá) de fermento em pó
- ⅓ de xícara (chá) de óleo de milho
- 1 ovo
- ⅓ de xícara (chá) de leite
- 1 xícara (chá) de mirtilo

Cobertura
- 2 colheres (sopa) de açúcar demerara
- 2 colheres (sopa) de farinha de trigo
- 2 colheres (sopa) de manteiga gelada
- 1 colher (chá) de canela em pó

Modo de preparo

Preaqueça o forno a 200 °C. Unte as forminhas com manteiga. Misture a farinha, o açúcar, o sal e o fermento. Adicione o óleo, o ovo e o leite. Misture bem, adicione o mirtilo e coloque a massa nas forminhas de muffin untadas. Faça a cobertura misturando os ingredientes com um garfo e esfarele sobre os muffins antes de assá-los. Asse-os por 20 a 25 minutos.

3 A 7 ANOS

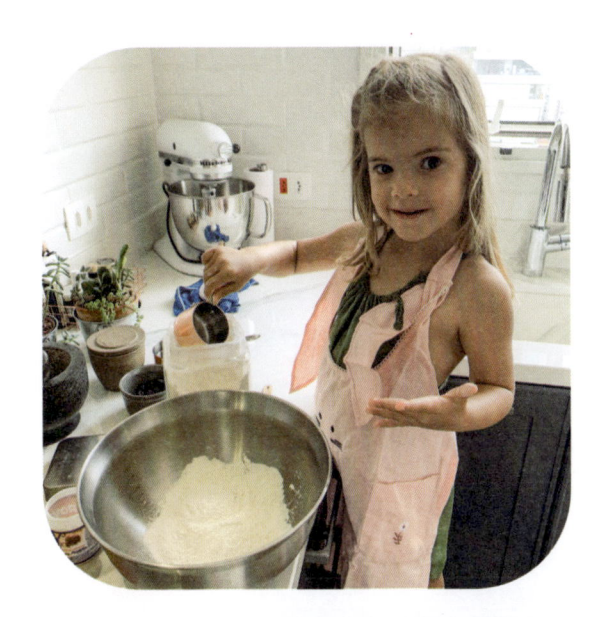

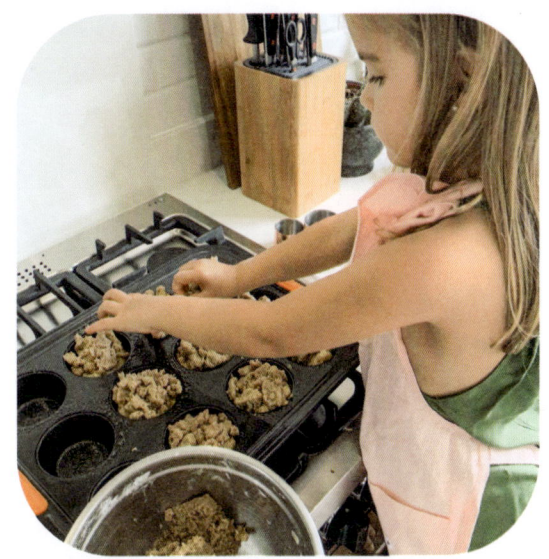

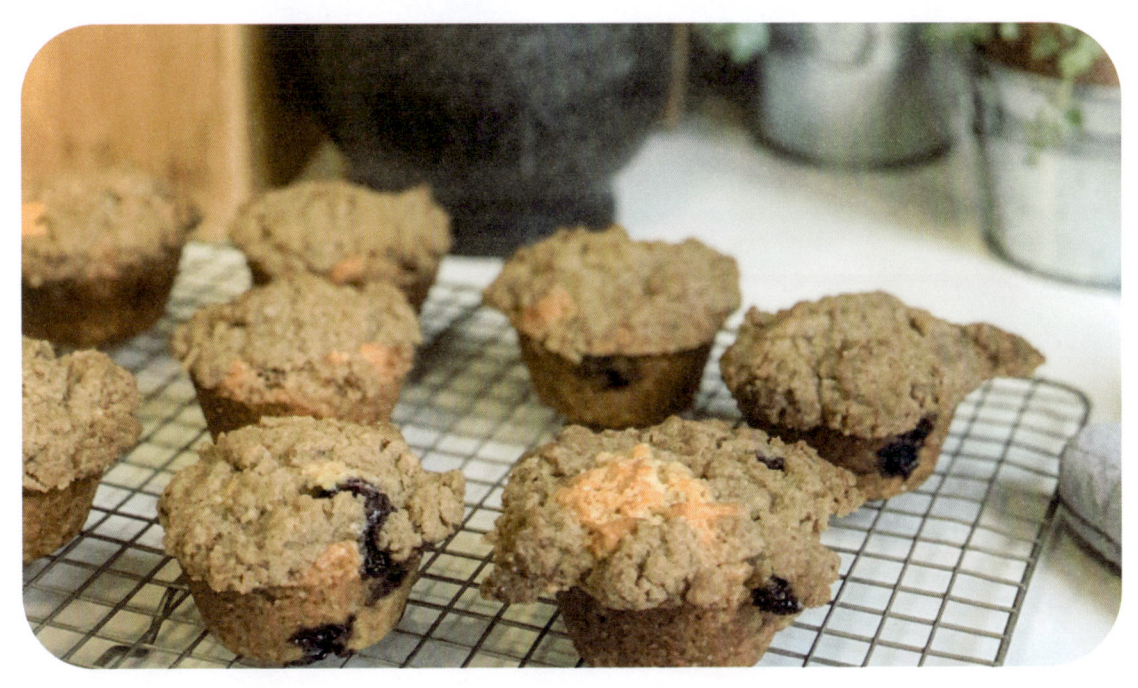

MUFFINS DE BETERRABA

Rendimento: 20 muffins | Tempo de preparo: 2h40 min

Ingredientes

- 2 beterrabas grandes
- ½ xícara (chá) de óleo de coco
- 1 ½ xícara (chá) de açúcar mascavo
- 3 ovos
- ⅓ de xícara (chá) de farinha de aveia
- 1 ½ xícara (chá) de farinha de trigo
- 1 colher (chá) de fermento em pó

Modo de preparo

Comece assando as beterrabas, embaladas em papel-alumínio, em forno médio, por 2 horas. Deixe esfriar e pique-as em cubos. Em seguida, leve-as ao liquidificador com o óleo, o açúcar e os ovos. Coloque tudo em uma vasilha e acrescente as farinhas e o fermento. Asse a mistura em forminhas de muffin untadas por 30 minutos ou até que, ao colocar um palito dentro, ele saia limpo!

Seguir as 2 horas de forno para caramelizar as beterrabas faz toda a diferença no sabor e na cor final dos muffins!

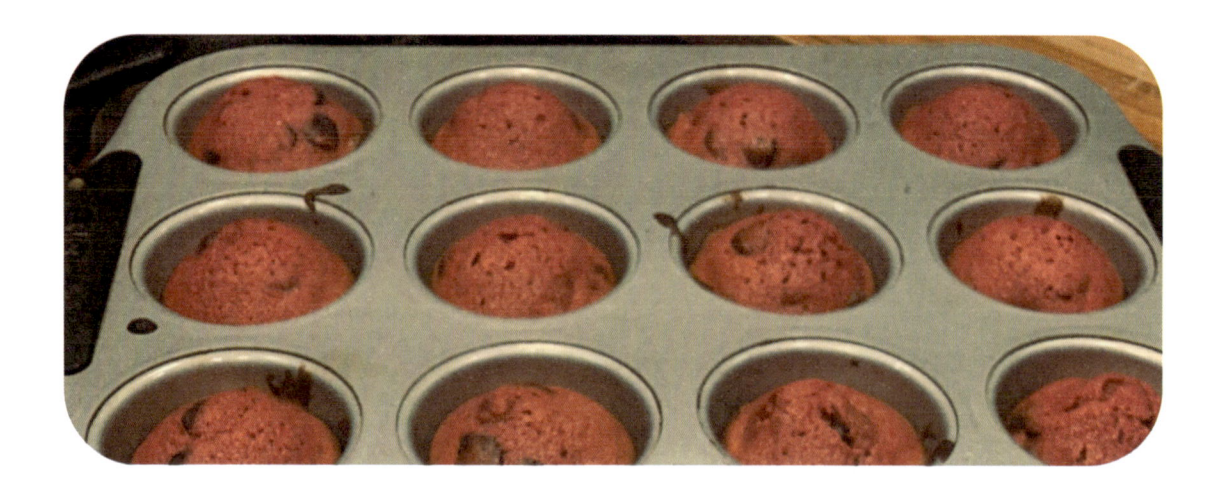

PÃO DE BANANA

Rendimento: 6 a 8 porções | Tempo de preparo: 65 min

Ingredientes

- 4 bananas bem maduras, amassadas
- 2 ovos batidos
- ½ xícara (chá) de manteiga derretida
- 1 colher (sopa) de leite
- 1 xícara (chá) de açúcar de coco
- 1 xícara (chá) de farinha de trigo
- 1 xícara (chá) de farinha de trigo integral
- 1 colher (chá) de canela
- 1 colher (chá) de fermento em pó
- 1 colher (chá) de bicarbonato

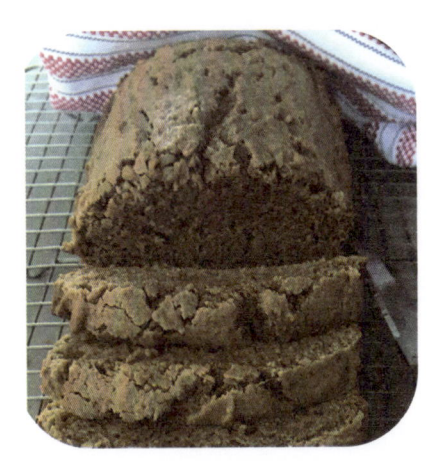

Modo de preparo

Misture todos os ingredientes, na sequência em que estão listados. Asse em forno preaquecido a 180 °C, por 1 hora, e pronto! Fica uma delícia com requeijão por cima.

WAFFLES DE ABÓBORA

Rendimento: 4 waffles | Tempo de preparo: 5 min

Ingredientes

- 2 ovos
- ¼ de xícara (chá) de açúcar demerara (ou mascavo)
- 1 xícara (chá) de purê de abóbora (p. 148)
- 1 ⅔ de xícara (chá) de leite
- 4 colheres de manteiga derretida e fria
- 1 ½ xícara (chá) de farinha de trigo
- 3 colheres (chá) de fermento em pó
- ½ colher (chá) de bicarbonato de sódio
- 1 colher (chá) de canela em pó
- 1 pitada de sal

Modo de preparo

Comece misturando os ovos, o açúcar, o purê de abóbora, o leite e a manteiga. Em seguida, junte os secos: farinha, fermento, bicarbonato, canela e sal. Aqueça a máquina de waffles conforme instruções do fabricante e asse até dourar.

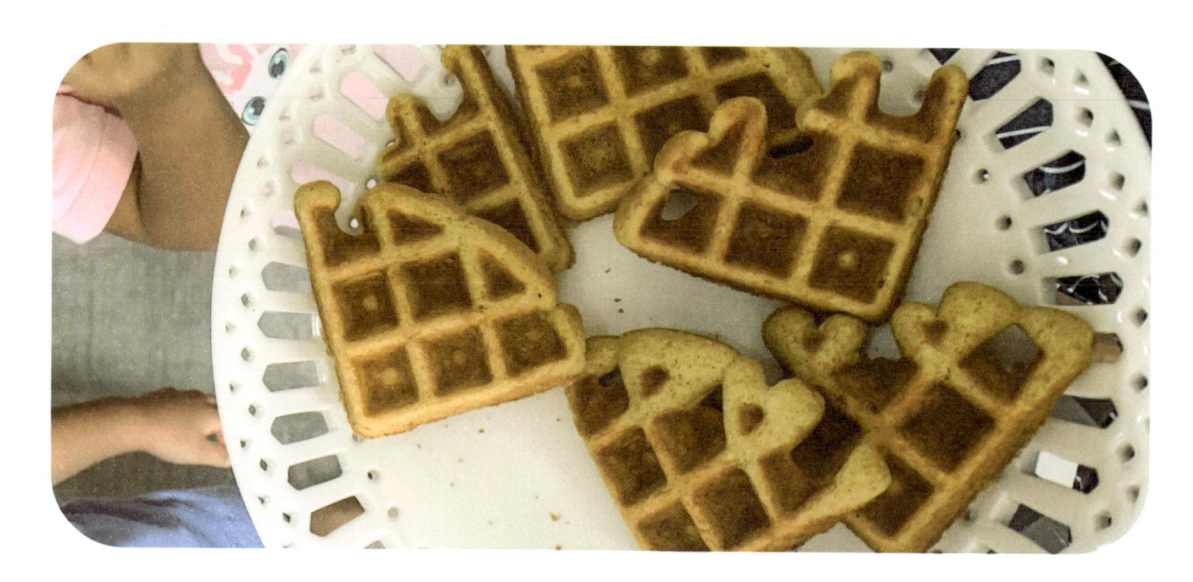

3 A 7 ANOS

BRIGADEIRO DE ABACATE DE COLHER

Rendimento: 2 porções | Tempo de preparo: 5 min + 30 min na geladeira

Ingredientes

- 1 abacate pequeno
- 4 colheres de chocolate (ou cacau) em pó
- ¾ de xícara (chá) de creme de leite

Modo de preparo

Bata tudo, e pronto. Se conseguir deixar gelando por volta de meia hora, fica melhor ainda. Eu tinha um granulado dando bobeira no armário, e ficou perfeito! Mas, olha, não tente enganar dizendo que não tem abacate. Aqui em casa eu deixei que adivinhassem o que tinha no brigadeiro, e eles descobriram já na primeira colherada! Pequenos gourmets que chama?

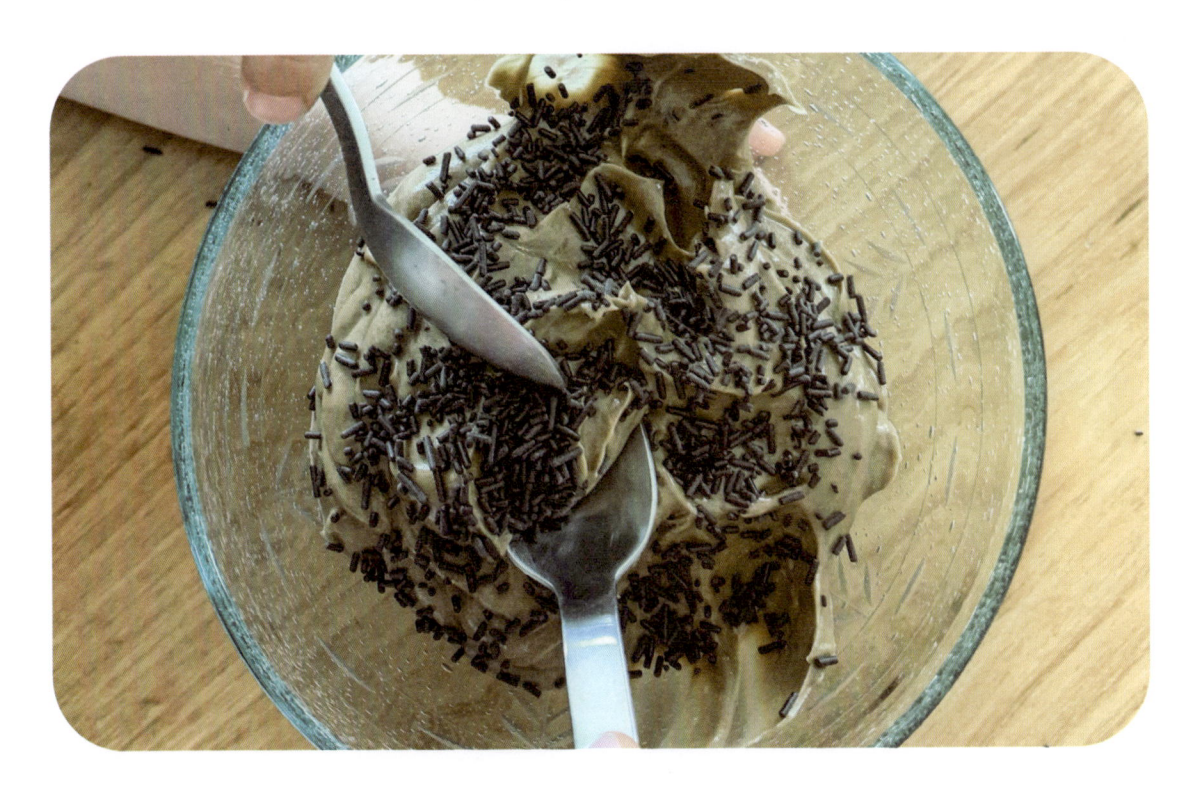

PANQUECAS AMERICANAS

Rendimento: 8 a 10 panquecas | Tempo de preparo: 20 min

Ingredientes

- 2 xícaras (chá) de farinha de trigo orgânica
- 1 colher (chá) de sal
- 2 colheres (chá) de fermento em pó
- 2 colheres (sopa) de açúcar
- 3 ovos caipiras
- 1 ¾ de xícara (chá) de leite integral
- Óleo de coco em spray para untar ou manteiga

Modo de preparo

Misture os ingredientes na mão, sem bater demais. Aqueça a frigideira, unte com o óleo de coco ou a manteiga e faça as panquecas em pequenas porções. Cozinhe 2 minutos de um lado e 1 minuto do outro, aproximadamente. Vire quando estiver douradinha!

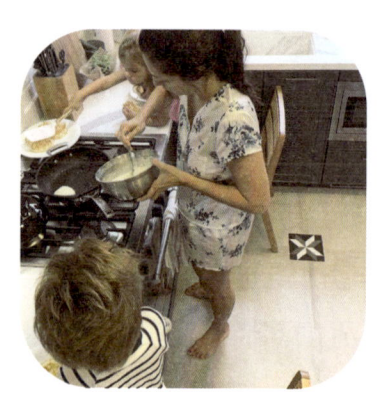

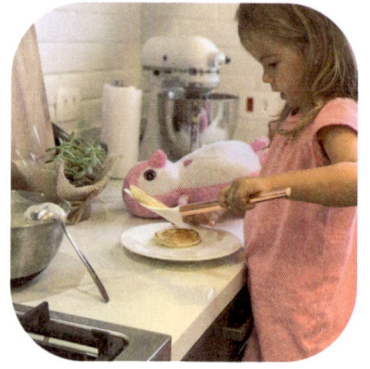

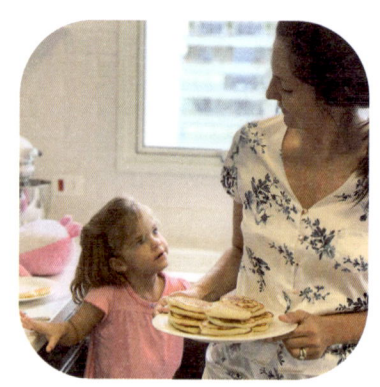

3 A 7 ANOS

PIZZA DE BOLONHESA ENRIQUECIDO

Rendimento: 1 porção | Tempo de preparo: 30 min

Ingredientes

- Pão tipo wrap de sua preferência
- Molho de tomate grosso
- Molho à bolonhesa enriquecido (p. 126), sem caldo
- Queijo prato

Modo de preparo

É importante que o molho de tomate seja mais consistente. Aqueça-o por uns 20 minutos em fogo médio até ficar mais grosso. Escorra o molho à bolonhesa para retirar o excesso de líquidos. Aí, monte as pizzas: passe o molho de tomate no centro do pão, cubra com o molho à bolonhesa e finalize com as fatias de queijo; leve ao forno preaquecido a 180 °C para derreter o queijo. Eu servi junto milho-verde e pepinos com flor de sal!

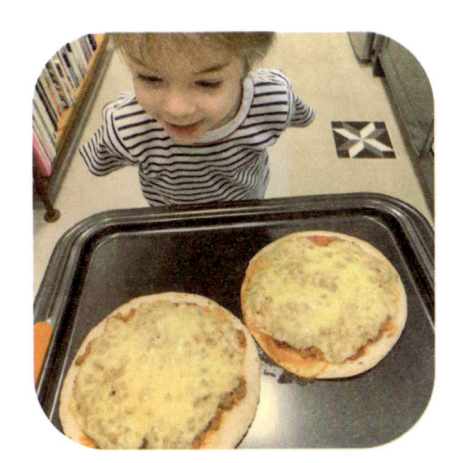

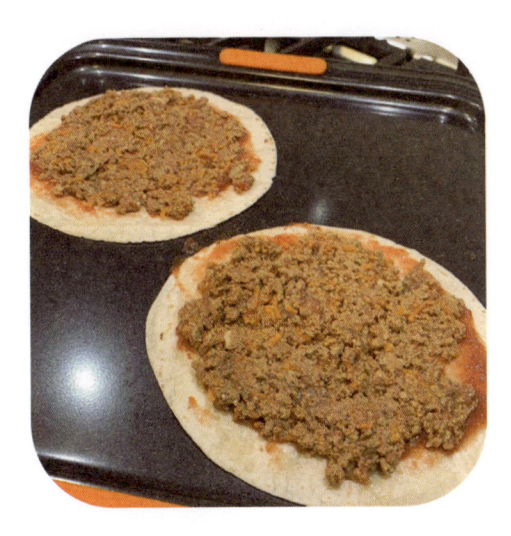

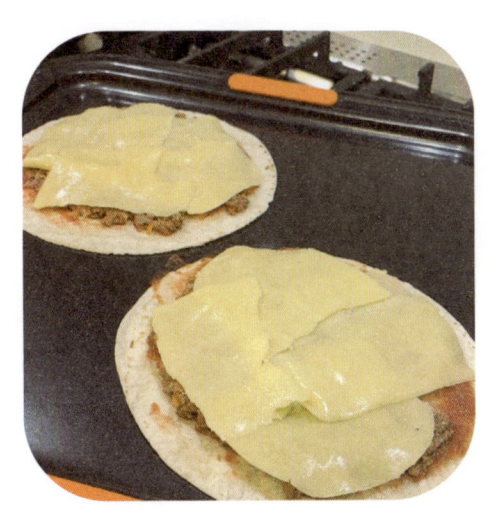

PEQUENOS GOURMETS

QUICHE DE ASPARGOS E PEITO DE PERU

Rendimento: 4 porções | Tempo de preparo: 45 min

Ingredientes

- 4 ovos
- 1 xícara (chá) de creme de leite fresco
- ½ xícara (chá) de parmesão ralado
- 1 pacote de massa folhada
- 6 aspargos cortados em fatias finas
- 2 xícaras (chá) de peito de peru, em cubos

Modo de preparo

Comece batendo os ovos, o creme de leite e o parmesão. Reserve. Forre uma assadeira untada com a massa folhada. Fure a base da massa com um garfo. Espalhe os aspargos, em seguida o peito de peru e por fim o creme de ovos. Asse em forno preaquecido a 180 °C por 40 minutos, até dourar!

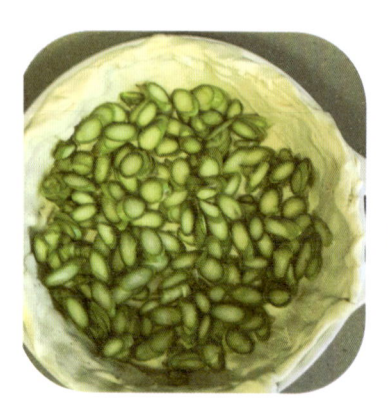

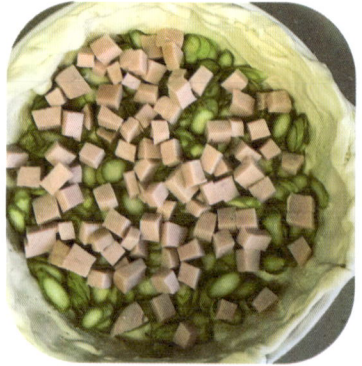

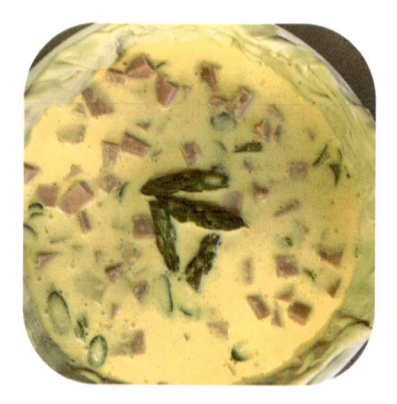

3 A 7 ANOS

TÁBUA INFANTIL
Rendimento: 4 porções | Tempo de preparo: 10 min

Aqui não tem regra, nem mesmo ingrediente certo! A dica é usar tudo o que faz sucesso com seus pequenos gourmets. Monte com eles, em uma tábua ou uma travessa linda, os alimentos de que eles gostam e faça um piquenique. Pode ser na sala mesmo, na varanda, no quintal, na praia... Eu usei: pipoca, uva-passa, milho-verde, queijo quente, ovos cozidos, cenourinhas baby cozidas, tangerinas, mirtilos, ketchup e molho ranch.

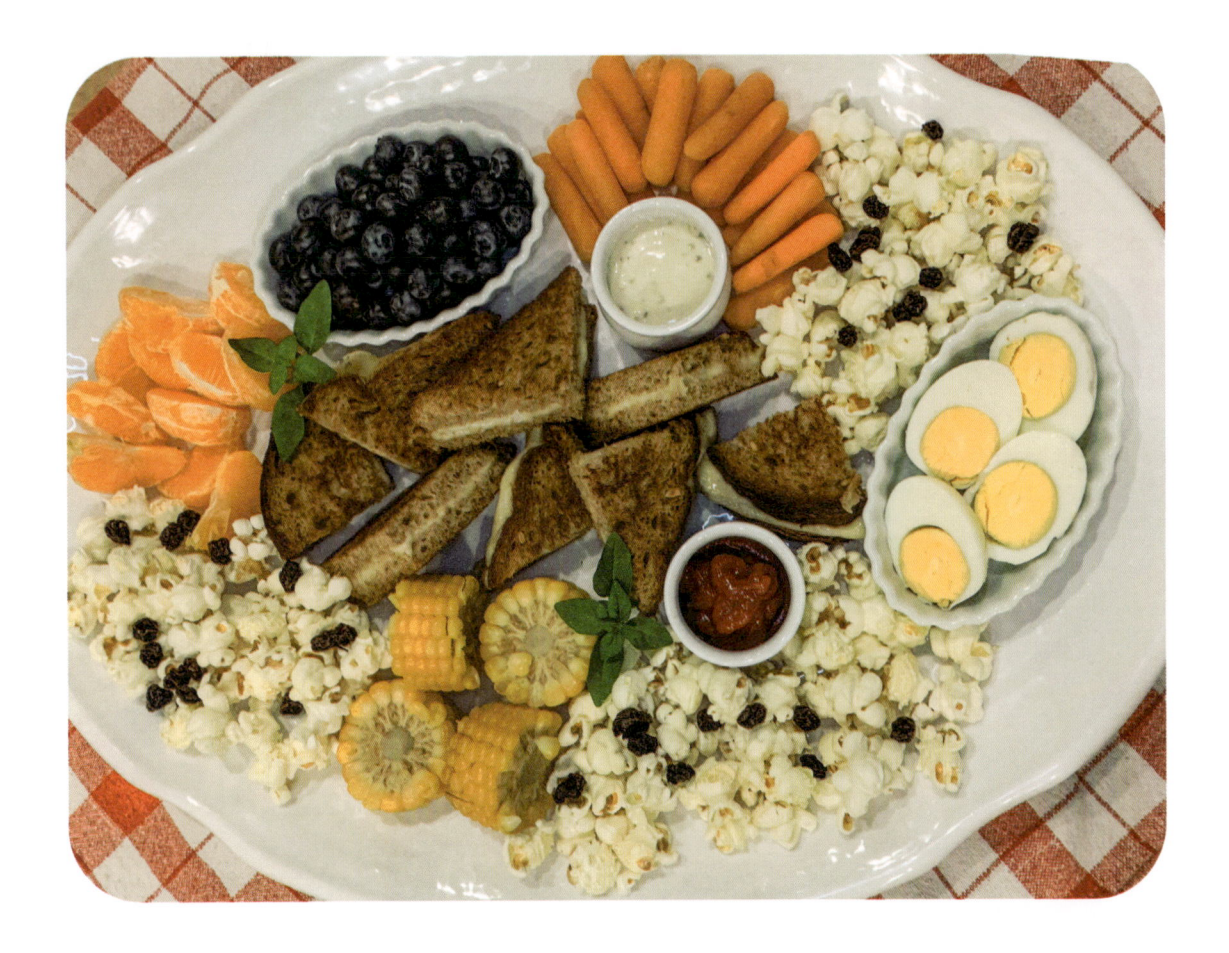

RECEITAS 3 A 7 ANOS

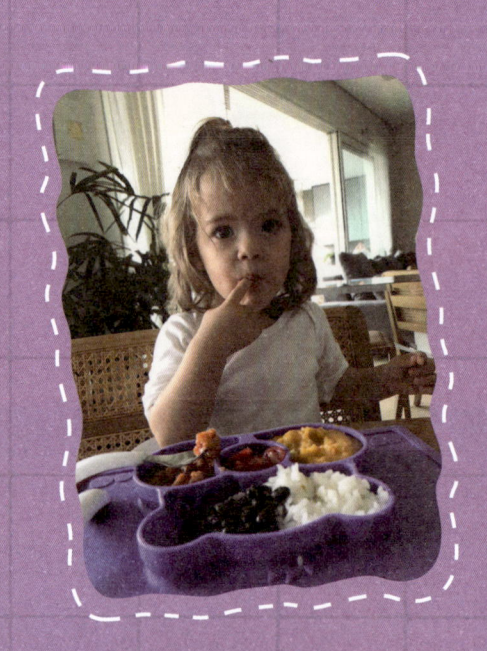

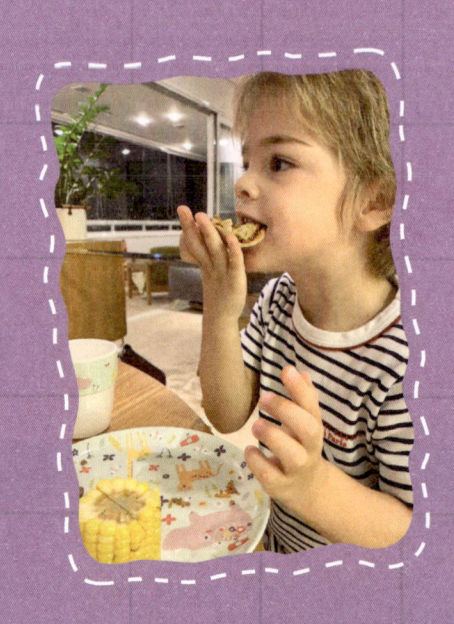

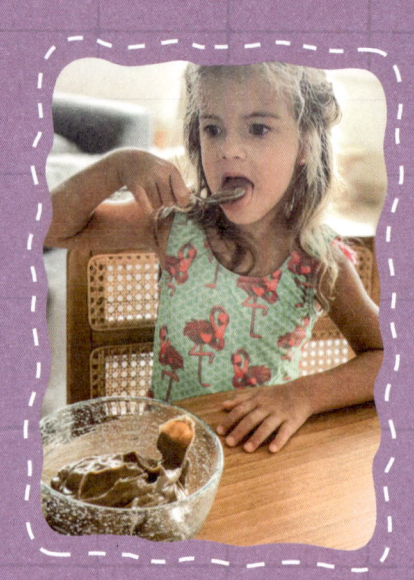

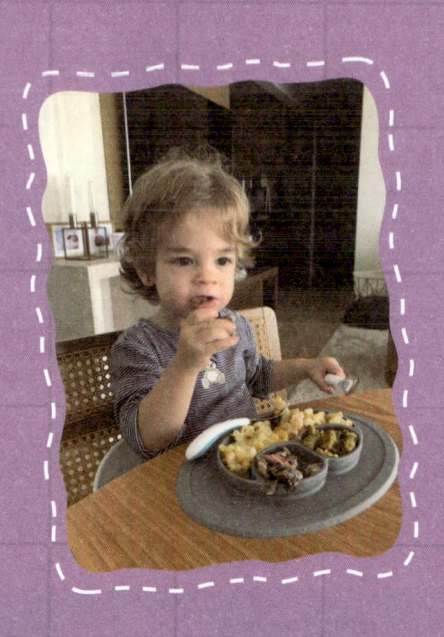

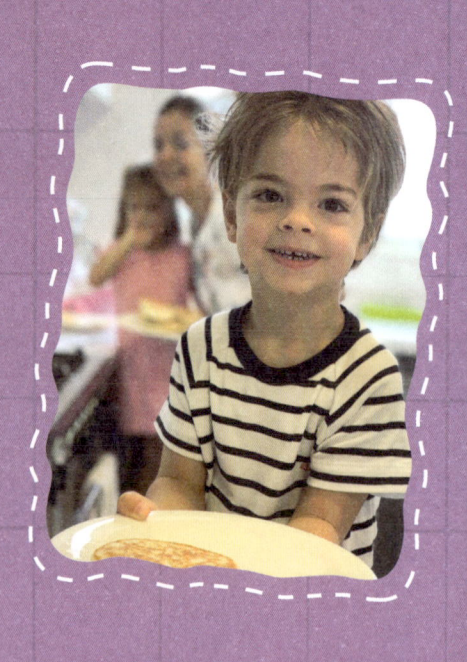

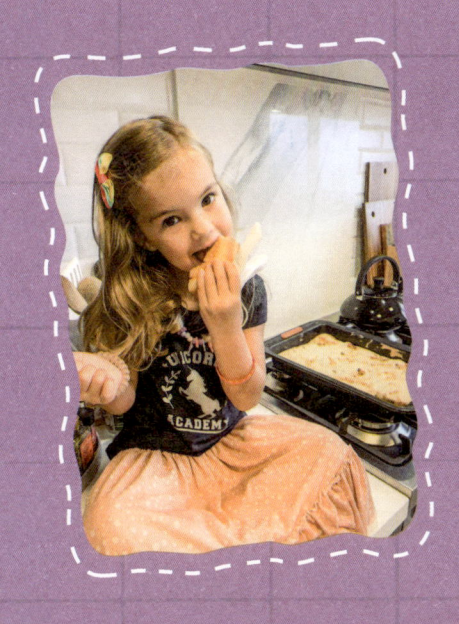

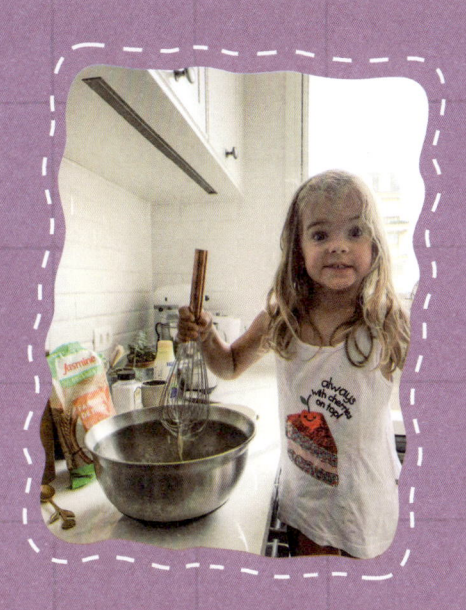

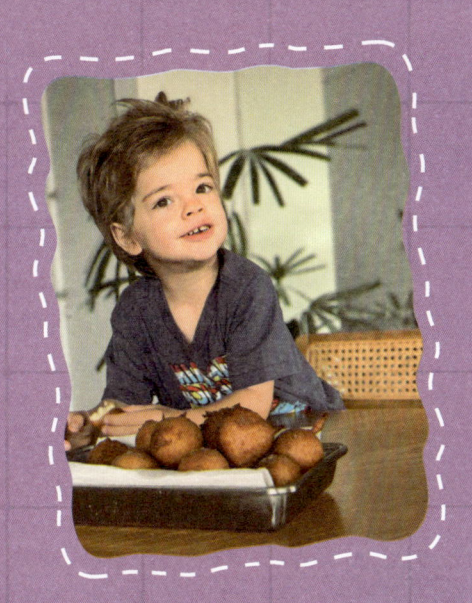

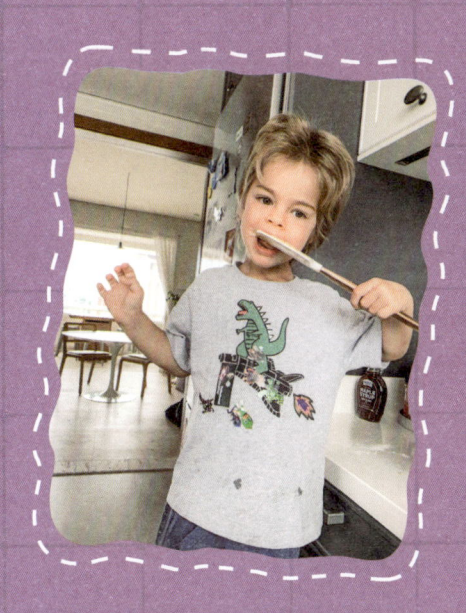

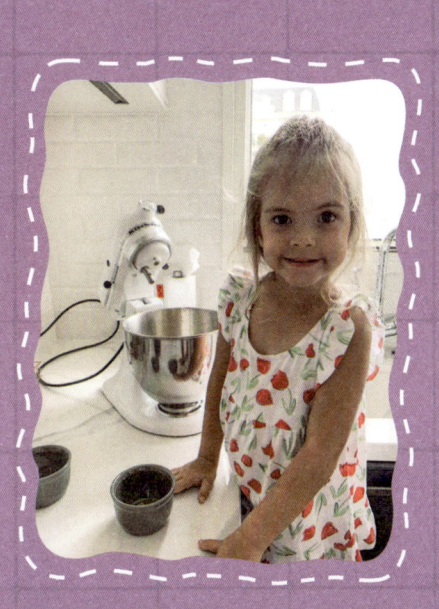

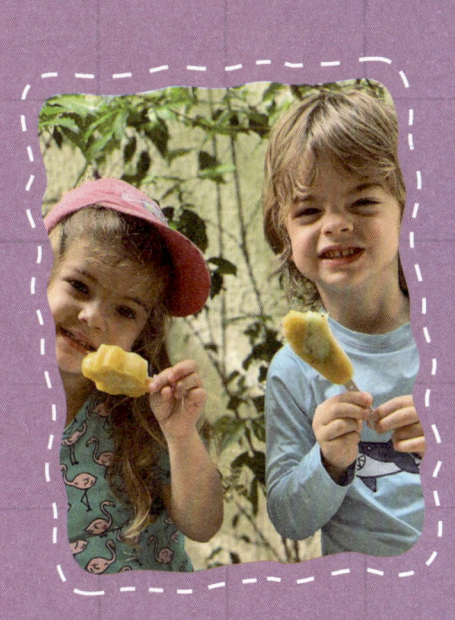

CONSIDERAÇÕES FINAIS

O primeiro ano da introdução alimentar é uma montanha-russa de experiências para o bebê. Elas podem ser positivas ou negativas, depende da gente direcionar isso. Quando a comida é parte da rotina, divertida, cheia de novidades e socialização, ela naturalmente vira uma parte importante e feliz da vida do bebê. Comida vira prazer, e prazer é uma dimensão fundamental da nutrição. Um bebê feliz come bem e fica bem nutrido!

Tratar as regras alimentares como hábitos naturais, e não como normas rígidas, ajuda a deixar toda a família mais leve. Tudo bem afrouxar as regras de vez em quando. Excessos são ruins dos dois lados, seja pelo consumo descontrolado de alimentos ultraprocessados, seja pela obsessão por comida saudável. Não vamos oferecer *fast-food* aos bebês de jeito nenhum. Mas uma manteiga, gordura saudável, sobre os legumes faz toda a diferença no sabor!

Tão importante quanto os demais aspectos é não criar ansiedade na hora da refeição, forçando o bebê a raspar o prato. Isso os ensina a ignorar os sinais de saciedade. Pode inclusive levá-los a ser adultos obesos. Uma boa forma de ajudar o bebê a entender esses sinais é, a partir de 1 ano, ensiná-lo a dar "tchau" para a comida quando estiver satisfeito. Isso funcionou tão bem por aqui, que hoje eles dão "tchau" para tudo o que não querem mais, seja na mesa ou não.

É nessa fase também que precisamos pensar no seguinte. Uma série de medos alimentares pode aparecer entre os 2 e os 4 anos da criança. Geralmente esses medos estão ligados a alimentos novos. Por isso, uma introdução alimentar bem-feita entre 6 meses e 2 anos pode minimizar esses medos, pois ela já conhece a maioria dos alimentos. Aí vem a importância extra da variedade, das novidades, dos preparos diferentes do mesmo ingrediente (pense na abobrinha), dos temperos, dos queijos novos.

Por fim, fica a seu critério se você vai usar este livro como um guia, cozinhando do início ao fim as mais de 120 receitas, ou se o usará como inspiração para soltar a imaginação e curtir a cozinha com prazer. Mas o que eu espero mesmo, de coração, é que ele contribua de alguma forma para fortalecer ainda mais seu instinto materno e sua autoconfiança na cozinha. Que seu bebê cresça apaixonado por comida. Um verdadeiro pequeno gourmet!

REFERÊNCIAS

Para elaborar este livro, pesquisei grandes autores e novos escritores, tanto brasileiros quanto estrangeiros. Aqui está uma lista das fontes que recomendo fortemente para complementar os estudos de quem deseja.

BILLON, Karen Le. *Crianças Francesas Comem de Tudo*. São Paulo: Alaúde, 2013.

GONZALEZ, Carlos. *Meu Filho Não Come!* São Paulo: Timo, 2016.

MINISTÉRIO DA SAÚDE. *Guia Alimentar para Crianças Brasileiras Menores de Dois Anos*. Brasília: Ministério da Saúde, 2019.

OLIVIER, Michele; PETERNELL, Sara. *Little Foodie*. Berkeley: Sonoma Press, 2015.

ORGANIZAÇÃO MUNDIAL DA SAÚDE. *Guiding Principles for Complementar Feeding of the Breastfed Child*. OMS, 2003.

PAMUŁA, Ania; SAADA, Dorothée. *Mamans du Monde*. Paris: Éditions First, 2017.

RIGAL, Natalie. *La Naissance du Goût*. Paris: Éditions Noises, 2000.

SCHENKER, Sarah. *My Sugar Free Baby and Me*. Nova Iorque: Bloomsbury Publishing, 2017.

SOCIEDADE BRASILEIRA DE PEDIATRIA. *Crianças e Adolescentes Seguros*. Guia completo para prevenção de acidentes e violências. Coordenadores: Renata D. Waksman, Regina M. C. Gikas e Wilson Maciel. São Paulo: PubliFolha, 2005.

WEFFORT, Virgínia (Org.). *Manual de Alimentação da Infância à Adolescência*. 4.ed. São Paulo: Sociedade Brasileira de Pediatria, 2018.

REFERÊNCIAS DA INTERNET

CASTILHO, Silvia Diez; BARROS FILHO, Antônio de Azevedo. Alimentos Utilizados ao Longo da História para Nutrir Lactentes. *Jornal de Pediatria*, Rio de Janeiro, v. 86, n. 3, maio/jun. 2010. Disponível em: https://www.scielo.br/scielo.php?script=sci_arttext&pid=S0021-75572010000300004&lng=en.%20%20https://doi.org/10.1590/S0021-75572010000300004. Acesso em: 30 out. 2020.

ENVIRONMENTAL WORKING GROUP. Disponível em: https://www.ewg.org/foodnews. Acesso em: 30 out. 2020.

SOCIEDADE BRASILEIRA DE PEDIATRIA. Disponível em: http://www.sbp.com.br. Acesso em: 30 out. 2020.

SOCIÉTÉ FRANÇAISE DE PÉDIATRIE. Disponível em: http://www.sfpediatrie.com. Acesso em: 30 out. 2020.

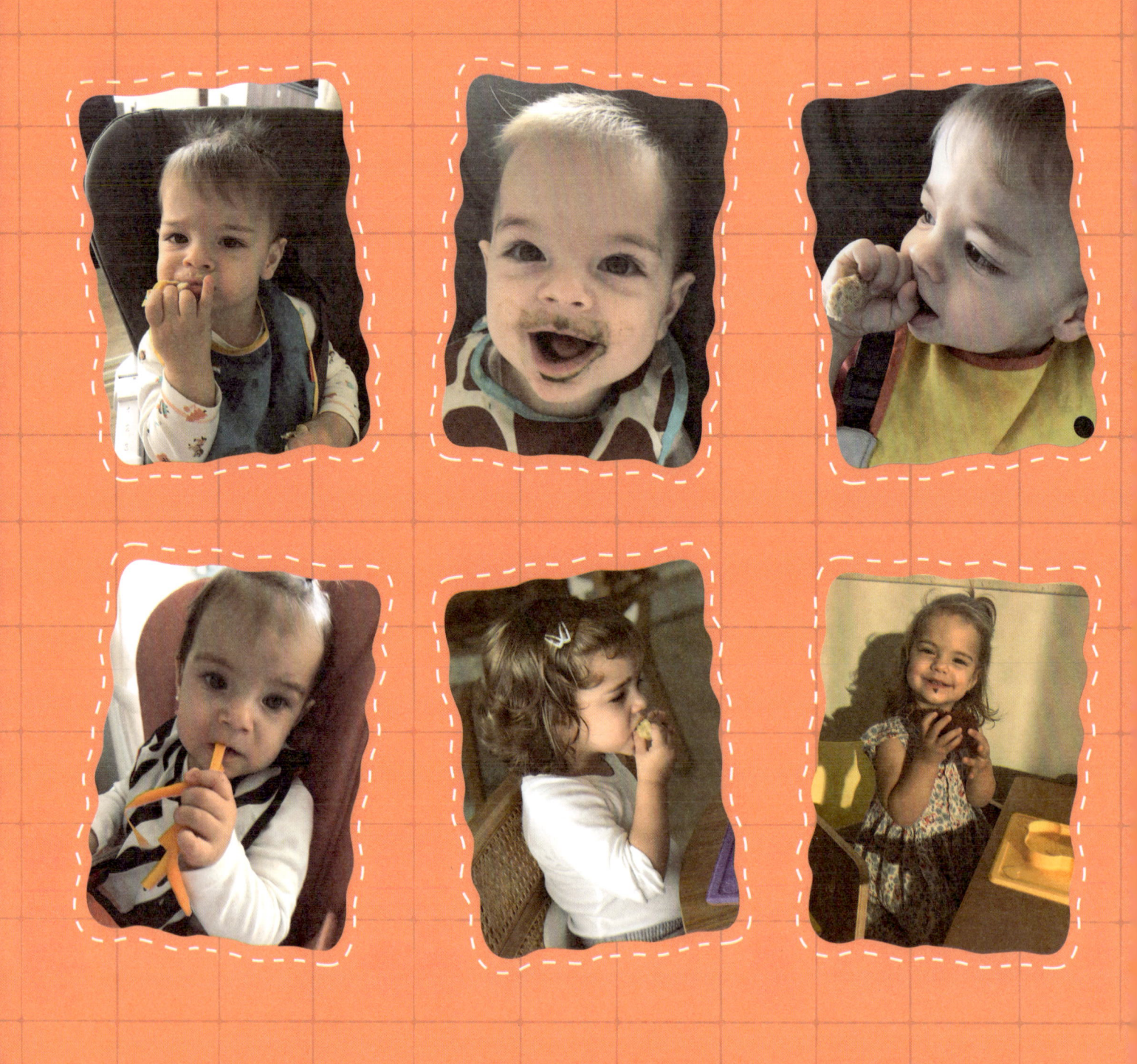